内经心悟

"天人合一"是中医养生的最高法则

是中医治疗运动的终极目标

南京中医药大学黄煌教授评价本书时说

《内经心悟》一书

总结了作者这些年来学习《黄帝内经》后对中医学"元气"的一些体认与实践

以及由此涉及到的关于对中医学基础理论框架结构的一些思考

有深度，有独到见解

这是陈刚华医生多年勤学深思的成果

内经心悟

复气论辨证与治验

陈刚华　著

學苑出版社

图书在版编目(CIP)数据

内经心悟:复气论辨证与治验/陈刚华著.—北京:学苑出版社,2011.7(2012.8重印)
ISBN 978-7-5077-3823-0

Ⅰ.①内… Ⅱ.①陈… Ⅲ.①内经-研究 Ⅳ.①R221

中国版本图书馆CIP数据核字(2011)第165385号

责任编辑: 付国英 陈 辉
出版发行: 学苑出版社
社　　址: 北京市丰台区南方庄2号院1号楼
邮政编码: 100079
网　　址: www.book001.com
电子信箱: xueyuan@public.bta.net.cn
销售电话: 010-67675512、67678944、67601101(传真)
经　　销: 新华书店
印 刷 厂: 北京市广内印刷厂
开本尺寸: 890×1240 1/32
印　　张: 8.625
字　　数: 182千字
印　　数: 3001—6000册
版　　次: 2011年8月第1版
印　　次: 2012年8月第2次印刷
定　　价: 22.00元

黄　序

看了家乡青年中医陈刚华医生的《内经心悟——复气辨证与治验》一书，我为一位基层医生能著书立说而高兴，更为一位年轻的中医勤学多思的精神而欣慰。医学本不是谋生的小技，而是涉及天人的大道，要为良医，必须独立思考。《内经心悟——复气辨证与治验》一书，总结了作者这些年来学习《黄帝内经》后对中医学“元气”的一些体认与实践，以及由此涉及到的关于对中医学基础理论框架结构的一些思考，有深度，有独到见解。这是陈刚华医生多年勤学深思的成果。

勤学多思，是一位中医师成熟的催化剂。我的故乡历来名医众多，其中不乏勤学善思者。撰写《柳选四家医案》、《温热逢源》的晚清名医柳宝诒先生，民国初年推广经方而名震海内的曹颖甫先生，还有复兴针灸医学被称为“近代针灸之父”的承淡安先生，都是有思想善实践的智者。

陈刚华医生生长在这块中医氛围浓郁的土地上。他不仅热爱中医，而且也秉承了前辈的这种勤学多思的精神，这是十分可嘉的！他的所知所行，对当前处在浮躁焦虑心境中的不少年轻中医们，应该是有警醒作用的。

南京中医药大学教授　黄煌

2011年5月14日

贾　序

我与陈刚华医师的交往是在他到我们医院进修的时候开始的。他为人正直，勤奋好学，乐于助人，在我科进修期间，与各级医护人员及同行们真诚相待，口碑甚佳。

最近陈刚华医师将其新作《内经心悟——复气辨证与治验》展示给我，并嘱我为之作序。虽然年长刚华10余岁，但自觉中医根底尚浅，临证经验也不能算丰富，本没有这个资格，不过刚华的信任使得我怀着忐忑的心情试着来完成这个作业。

拜读《内经心悟——复气辨证与治验》一书，共分为上下两部分。上篇讲述了陈刚华医师对中医的认识，下篇是复气论指导下的临床验证。在这本书中，体现出作者对中医的独立思考、执着探索，进而提出的新颖观点。从经典《黄帝内经》中，提炼出以气为介导的“天人合一”医学模式，而“复气疗法的实施，就是医者调治患者自身气机，令天人两气场交流协调，必须是顺合天机，让天机去带动人机，这样就有可能调用自然的力量用于当前疾病的治疗实践及养生康复中，此时的人体就进入到了‘天人合一’的境界中，这就完成了复气治疗”。从气的角度来解读经典，来指导养生，来指导临床实践，认为“祖国医学研究的核心是人体的‘神机’、‘气立’、‘人机’”。并“根据元气的生发、生成、使用这三个阶段，同时结合气在人体上的场布局，将元气系统划分为第一、第二、第三，三个相对独立的子系统……”。令人耳目一新，直叹后生可畏了。

目前中医事业发展蓬勃，各种中医著作层出不穷，其中有不少是作者通过研读经典、亲身临证后的心得，真可谓百花齐放，百家争鸣，相对传统的中医教材延续几十年对经典的解读几乎一成不变，而临床效果踌躇不前、临床大家日渐式微的情形来说不啻是一次大的冲击，让我们感觉到中医事业后继有人。只要党的中医政策不变，对中医执业、制药逐步放开，中医事业的春天是值得期待的。

在此，本着对陈刚华医师的认可，对他执着探索的钦佩，郑重向广大中医爱好者推荐这本书。

北京协和医院皮肤科　贾力

2011年2月24日于北京

缪　序

陈刚华医师是我的同事，平时在一起学习探讨的机会颇多。我认为他是一个全身心投入中医事业的人。现在知闻《内经心悟——复气辨证与治验》要出版了，我认为是水到渠成的事情。

陈医师起点并不高，是从基层做出来的。工作之暇，他几乎把所有的时间都花在学习研究中医经典文献上。一边思考，一边实践，很快在地方上就小有名气。他没有满足于现状，长期赴北京、南京、上海等地拜访中医名家，博学勤思，善于总结，构建出来一套独特的完整的理法方药体系，实属难能可贵。

书中讲述的理论，来源于经典又不同于传统。陈医师为我们打开了一个把握中医的独特视窗。我常见他仅凭望诊就准确地描述出患者的陈年痼疾，也常见到他轻描淡写用似乎毫不相干的几味中药就治愈患者多年不愈的顽症。我想，能支撑临床疗效的必定是切实可靠的理法。

书中有陈医师多年的临床心得，也融合了许多古今医者的用药秘法。所记录的病案变中有常，工中带巧。有志于学习中医的同道，读后一定大有裨益。

江阴中西医结合医院　缪中敬

2011年6月

导　读

《内经心悟——复气辨证与治验》这本书主要是总结了这些年来我在学习《黄帝内经》后对中医学“元气”的一些体认与实践，以及由此涉及到的关于对中医学基础理论框架结构的一些思考。我觉得我的这些认识不管是对初入中医之门的医生、对中医爱好者、还是对准备进行传统养生的人来讲都将是有益的！

一、我从《黄帝内经》所领悟到的

在我看来，中医学中最引人入胜、最令人觉得神秘莫测的莫过于神气。一开始我就是为了想要弄清楚神气的问题，在启蒙老师的引导下读了第一遍的《黄帝内经》（简称《内经》）。之后我是反复去研读《内经》的，觉着《内经》博大精深，文气散而不乱，书中有个灵魂要告诉你什么。我读《内经》的办法是：但去认真读便是，却不求甚解，不明白处记住了就存疑跳过。因为我知道看不明白是因为我脑中还不具备认识这些问题的素材。虽这样，我还是每读一次书总觉受益匪浅。读书过程中这些积累的问题，常是在日后的某次临证实践中，或者是在老师们的提示下，或者是在与同道们不经意的交流中，或者是在读一些医学典籍时解决的。我觉得这种不断学习、验证，明白感悟医理的过程正是学中医的乐趣所在。

若是有人问我在读《黄帝内经》时究竟从中领悟到了什

么的话，那么我领悟最深的便是这“神”“气”二字。神确实玄奥，非精益求精者不得知；但气确有明证，它的运行规律是有章可循的。我觉得“神”“气”，尤其是人体之气的生化运动是整个中医学理论大厦的基石。《内经》的核心思想就是在讲天人合一之道的医学应用，而气便是其中的一条主要线索。我的经验，学者若是从气入手是最容易看懂《内经》的，也是最容易把深奥的中医理论用之于临床的！

正因为我心里有着探究神气的执着念头，所以经过反复的临床实践、理论学习，识见即久，临证审病时关于人体气的一个框架结构、气的一个生化运动模式不觉赫然在目。当我决定系统化地去阐释这个气的框架结构、运动模式时，一个关于“复气”的思想就在我脑海里行成了，实践中藉以认识元气结构运动的复气辨证法也形成了，在一定范围内可以有效调治元气的复气疗法也形成了。据我的理解，气是中医学的精髓所在，认识气的方法对于学中医者、中医爱好者，乃至于喜好传统养生的大众来说都是好东西、真东西。所以我最终决定把我从《内经》中所领悟到的关于对人身元气的认识，也就是这复气的思想阐释出来，与大家分享。

二、元气运动下的整体观念与辨证论治

可能大多数人跟我一样，从学校里刚出来那会儿对整体观念、辨证论治的认知是不深刻的。刚参加工作那会儿是我临床实践最多的时候，最感兴趣的是去认识那些常见疾病，寻找治疗的靶点，寻求最直接了当的治疗方法。而最初的治病是从实践老师们的经验，用老师们的验方、单方、经验效穴开始的。当时虽然为每次能在自己的思考实践下治好某个病感到很有成就感，也开始思考为何同样的病用同样的方法

却不一定能取得同样的疗效。正是由此深入，我开始对中医学的整体观念、辨证论治的认识有了一些直觉上的把握，及至开始探究气，我觉得我是一下子触摸到了中医的脉搏！

一身之气的生化运动是引导我们认识整体观念、辨证论治的一条非常好的线索，因为人的生命活动从始至终都与元气息息相关。依《内经》，从天人相应的大范围讲，人身之气的聚散就代表着生命的存亡；而就人身这个小范围讲，气的出入离合、转化循环就代表着人体的生理病理活动。最后我发现气具有形名、强弱的特点，更是直接显示了人体局部与整体的关系。当我探究到这里时就发现，虽然气不是生命的全部，也不是我们治疗的全部，但气的确是我们能在整体观念下去辨证论治的一条主线索、一个背景条件，而且由于气与体内外其他生命物质之间存在着广泛的转化联系，所以气还是治病防病养生时一个非常理想的调治对象。所以，临证时一旦我们把握了气的运动规律就能由此及彼地把整体观念、辨证论治落到实处。

三、证的结构层次，中医学的治疗特点

我依据疾病时机体病变所在的深浅部位，把证的出现分作神气层、形气层、形症层、病症层，这是个依照元气变动为介导划分的病变谱。在这个方法里，元气以外的基础物质发生的病变可以通过气的介导去统摄认识，比如最常见的从形气层中可以水平横向延及营血、津液乃至精的病变。我这么分法还有一个非常重要的目的，是为了能配合阐释中药的使用，传统上讲，关于中药的功效归纳、临床使用，就是依这个分法从气的角度去认识学习，已经很细很清楚了。临床上特别是未经治疗的疾病可能会兼居两层，但一般总是会有

所侧重的。在复气论中，这四层是辨证施治用药时的目标靶向所在。

从神气层到病症层是疾病发生的一个标准化进程，这符合传统上认为物质世界是从无到有的一个生化过程，其实这也就是《内经》“积气成形”思想在病理上的表现。神气层跟病症层是疾病的两端，中医都可以治，但在我看来，中医学治疗疾病的最大特点是能通过调治无形的神气去统摄有形的病症，这是对形而上之“道”在医学领域的实践，这是中医在治疗学上的精华所在。这一点也是中医学区别于西医学的显著特点，将来真正意义上中西医结合的汇通处，至少在认识上当从这里开始。

四、元气的诊疗实践

我们临证时的一般诊疗思路是从主诉的病症入手，进而辨识后面的证、病机。但在具体的治疗上，不管是对病、对症、对证、还是对机总是要有一个治疗的对象，这样才能有的放矢地用药。对元气进行诊疗实践时的调治对象当然是元气，对元气的调治历代医家积累下了非常多的经验，我在学习前人经验的基础上先是认真地去观察了人身元气由强到弱、由正到偏、由聚到散的过程，进而对元气的这些运动变化进行干预治疗，观察调治的多了不免就得出些规律性的东西，这就是我“复气”思想的学术来源。

复气辨证、复气治疗，是我临床对病变元气调治的具体方法。气是我们生命运动的一个主要指标，是生命运动的直接能量来源，是人体与自然之间、是体内外各种物质能量信息交换的一个中介体和平台。临证从调治元气入手，很多时候是不走弯路的，直截了当、求本治病，取效也快。我的体会是治气不能蛮干，要能顺势调机，机调了气就受治，气路也就正，我们的身体自有长养之功，把气机调好了，把邪气去了，多数病自然也就好了。所以别看我擅长治气，临床却是很少直接去补气的。至于调机，我从《内经》天人合一的角度出发，依据临证所见，把体内气机的失调分作外伤气机与内伤气机两大部分。我在这本书中比较详细地给出了外伤气机调治的理法方药，这些都是我多年临床实践的心得体会，在此抛砖引玉，希望能对初入中医之门者有所帮助。

陈刚华

2011 年 6 月

目　录

上篇　复气论

下篇　实践篇

上篇　复气论

——“天人合一”医学思想的实践

第一章　中医印象

第一节　无处不在的中医学

一提到中医，很多人的脑中就会浮现出这样一组画面：古朴幽静的诊室，慈眉善目的大夫，虔诚的病人，三指诊脉，沉吟，一语中的地诊断，运筹帷幄地开方，草药的芬芳气味，砂锅……，或是乡村野舍，焦急的亲人，危重的病人，仙风道骨的老者，点穴或怀里的丸药或顺手取一寻常之物，屏息，雀跃的人群……前一幅场景展示的是一个传统的仁心仁术、悬壶济世的杏林耆宿，后一幅展示的则是一个深谙造化、身怀绝技的世外高人。这样的场景在人们脑中成为代表中医的经典印象，一代一代烙在人们心里……

当中医被称作中医学时，可能是被掌握在大部分专业医师手里的一门专业学科来讲，但就中医学形成的本身来讲，中医就是我们人民群众千百年来养生祛病智慧的结晶。所谓“百姓日用而不知”，中医的医理虽然高深，但它的实践表达却是通俗实在的，中医有经验医学的特点。其实，中医更讲“天人合一”，这个是中医最高的理论源头，“天人合一”的思想渗透到了中国人生活的方方面面。洋洋一部《黄帝内经》——中医目前能找到的最早的奠基之作，就是在天人合一的大背景下论述了人体的生理、病理、解剖、疾病、针灸、汤药、按摩、天文、地理、政治、军事、社会风俗、人情世故……几乎涉及了人类生活的方方面面。

所以，中医其实就融合在你我衣食住行的生活习惯中，就融合在你的思维习惯中！

小时候在我的家乡，若是有哪家孩子发烧了，大人们就知道去小河边挖掘些白茅根，到村前屋后采摘些紫苏叶，把这两种最寻常不过的草药洗洗干净煮碗汤，茅根的甘甜、紫苏特有的清香，顿时弥散在房内，孩子喝下这碗紫苏茅根汤后大部分就退烧了。若按中医理论去分析这个方子的话，你会发现这个小方子实在是配伍得有章有法，深合医理。大家来看这个方子：苏叶能外散风寒，内和脾胃，理气化湿，还能解饮食鱼虾毒，而实际上小孩发热最常见的原因不外是贪玩出汗着凉了，睡觉踢被子冻着了，或者好吃的东西一下子吃得太多伤食了。而一味苏叶散寒理气和胃，就能把这些问题全部解决。白茅根能生津利尿、清透血分、气分之热，小儿高热时经常是气营两燔，白茅根即可以从里利小便而退热，也可以通过从外透表出汗把热散出去，而且此物煮水甘美鲜甜，小孩都愿意吃。苏叶和中解表能助茅根外透表散，茅根凉血清热能增加苏叶的清解之力，这两药一个温而不燥，一个凉而不寒，而且一个化湿一个利水均能祛湿邪。众所周知，我们江南就是湿重，什么病都容易夹有湿邪，湿邪是如油入面，很难治的。对于湿邪的上层治法当是讲究用药的轻透灵动，随气而转，顺势而为，而这两味药的组合偏偏就具备了这样的特点！所以用苏叶、白茅根这两味寻常无毒、价廉易得之物配伍治小儿发热是相得益彰、天衣无缝。这个退烧的方子在民间代代相传，乡里会用的人甚多，但这个方子的来源我们今天已无从考证，不知是哪朝哪代哪个名医亦或乡村老妪流传下来的，但确实无论是外感风寒或外感风热，还是伤食、伤湿引起的发热，用这个办法治疗都是行之有效的。

我的家乡还有给月子里的女人吃红糖、黑杜酒炖核桃肉，喝益母草水的习俗，这也是非常符合医理的。因为红糖、黑杜酒能止血活血，调和营卫，促进恶露排出；核桃专能补肾。女人产后气血亏虚，又容易夹瘀，红糖、黑杜酒、核桃肉看似平常的几样东西一组合，就成了一个非常有效的全面促进产妇身体复原的食疗方，而且这三样东西合着炖起来吃可香了，非常可口。因为这个办法有效，所以它能在民间代代相传。至于益母草那就更不用说了，听听名字就知道，它能促进产后子宫的复原。我们家乡的习惯是嫁女儿的那年，做妈妈的就会着手准备些益母草备用，办三朝酒的时候是要连同红糖、黑杜酒、核桃一起挑到女儿家去的。

有些孩子容易高热惊厥，大人就知道给他刮痧或挑筋放血。而且知道到夏天的时候抓几个知了，用南瓜叶子包扎好，那时农家都有土灶，烧饭的时候把这个南瓜叶包埋在农家土灶的火灰中煨熟了给孩子吃。学中医的都知道，这个蝉衣是一味解痉的良药。再如，受了风寒喝生姜汤，躲在被子里取汗。生姜是发散风寒的良药，服药后躲在被窝里捂汗的方法中医发汗时常用，而且对这种取汗的办法中医有个专业术语叫“覆被取汗”，《伤寒论》里讲得很详细，桂枝汤就是这个服法，大家有兴趣的可以取来一读。伤食泄泻喝焦米汤，焦米气香能开胃，炒焦后部分成碳自然有止泻的作用。还有如端午节的那一天，家家户户在墙角、大门上挂成棵艾草，给孩子挂雄黄香囊，艾叶、雄黄都能辟秽防虫。端午节时江南温暖而潮湿，正是各种爬虫昆虫出来的时候，用艾叶、雄黄天然之物祛虫是一种很好的卫生防疫法。又如四川、贵州、湖南等寒湿气重的地方，居民饮食喜欢吃麻辣味，因为麻辣食物一般都辛温能行气散寒湿；江南无锡等地的饮食则偏甜偏清淡，因为甜能补脾胃，淡能利湿，这是切合江南人脾虚多湿的体质的。夏天饮薄荷茶、银花茶解暑，冬天吃狗肉温肾。随时令吃当季瓜果蔬菜。穿衣服秋凉春捂。孩子出疹子不能吹风着凉。住处要朝阳，通风要好。奔走以后不能马上停下，要慢慢放下脚步。大夏天劳动后不能马上喝凉水。不能憋大小便。心里有苦要知道倾诉，不能闷在心里等等，这些都成为了一种生活常识，老百姓都知道。

这些代代沿袭下来的生活习惯、地方习俗一般都有着浓厚的地域色彩，我们一般无从考证它们是从哪个时代开始的或是谁教的，但它们无不蕴含着最简单最根本的天人合一、勿伐天和、勿逆人气、趋避有道、以顺身生的中医道理，所以我说中医学无处不在，中医学就在我们身边！

第二节　什么才是中医？中医学理论的核心在哪里？

上下五千年，这些蕴含在生活实践中的中医行为、中医思想在“天人合一”思想的指导下最终被我们的祖先提炼总结成中医学这样一门专业的医学科学。所以中医理论的核心思想是“天人合一”。但在最近的几十年中，中医学里的许多概念、技术虽不停地被研究、被宣传、被商业利用，但大多数却是在片面地甚至是错误地影响着大众对中医的看法。大众不知究竟何为真中医，因为这些研究宣传中没有表达医学“天人合一”的核心思想，没有让“天人合一”的概念进入到大众的意识形态中。这样愈行愈远，中医学的真谛是要丢失的！

曾几何时，社会上掀起过一阵阵的中医热潮，如中医养生热、气功热、食疗热，国际上的针灸热、中药热等；出现了很多的中医挂边现象，如卖保健品，开美容院，开足疗店、养生店。这些人都对外宣称自己是中医×××。不可否认，食疗、气功、推拿、刮痧、针灸、拔罐等等这些是属于中医治疗的一部分，但它只是中医治疗疾病时采用的一种方法、一种治疗手段，精确的说它是中医大夫在中医学理论指导下治疗疾病时因势利导采用的一种治疗方法、一种治疗手段。什么是中医？能用中医理论去指导医疗实践者就是中医。上述这些方法的实施也必须是在中医学理论指导下去应用时，才能归到中医学中去。否则这些方法名不符实，不能挂在中医学的名下。倘若这些东西能挂在中医名下，那么这些东西还不代表中医，不代表中医学，这些只是中医学核心思想的一个外延表达，只是些治疗手段。

当然，在中医学理论指导下用来治疗疾病的手段是多种多样的，可以说五花八门，丰富多彩。如经典的对中药的应用，从大众印象最深的中药汤剂到丸、散、膏、丹，形式多样，不一而足；给药途径亦灵活多变，从内服到熏、洗、敷、贴等等。这些都是对中药的传统认识。当然我自己对中药的认识还广些，认为还应包括对西药的应用。对这一点，很多中医大夫、西医大夫都想不大通，其实是没什么想不通的，在我看来药物只是一种拿来治病的手段，关键是用这药治病的大夫是在一种什么样的医学理论指导下去应用治病的，在中医理论指导下使用的西药当然就应隶属于中药。

一个药物的作用是多方面的，中医有中医的治疗靶点，西医有西医的治疗靶点。我常问一些从学者，当你使用一种药物、一个方子时你为何用这种药？你的治疗目的是什么？你想改变什么？能不能成功治疗有很多方面的原因，但最基本的一条，治疗的方向应该是要很明确的。很多人有这样的错觉，不光是普通大众，一些西医大夫，竟然还有中医大夫，觉得中医治疗模棱两可，横竖都有理，横竖都说的通，事实上不是这样的，中医的治疗从来就不是和稀泥、也不是万金油，中医的每一次治疗从来就是思路清晰，目标明确。我们从最常用的治病立方八法“汗、和、下、吐、温、清、消、补”可见治病思路清晰，更不必说有时一方取效与否就在一两味药的出入中，这个大夫开个方子你吃了无效，但换个大夫给你开个方子，可能也就是在原先那方子的基础上或加或减一两味药，调整了的方子一吃就好。这样有人就觉得中医玄，其实由此可见中医治病之精确。但是这个大夫能做到这一点，一定是对中医理论有着深刻的认识，这必是在中医理论的指导下才能完成的。

中医学发展到今天涌现出了很多的流派，但中药还是那些中药，没有说随着一个流派的诞生就发现了许多新的药物，变化的只是在这个流派的理论指导下药物在配伍使用上有了新的组合，而这些理论的形成无一不是建立在这个流派对人体生理病理本质有了新的进一步认识基础上。在新理论的指导下，治疗疾病的手段可能只是有了些细微的变化，但是实质上这些治疗手段背后所改变的人体背景是不一样的，所以治愈疾病的途径就变了。但不管什么样的理论，不管是什么病，还是什么证或是什么症，关键还是这个大夫对“天人合一”背景下人体内部生理病理变化的把握。有人说中医太玄，看不见摸不着没法证明，这些都是不明道的话，没有哪个理论是看得见摸得着的。中医学在它的理论基础上，在它的实践方法上自有它的实践标准。

比如依靠人们对人体物质的认识，我们在医学上找到了各项生化指标以探求人体、诊断疾病，这个指标不可能是人体或疾病的全部，而且这些指标都有它的一个正常值，且这个数值不是绝对的，而是一个相对的阈值，只能说大部分人大致在这个范围内就是正常的。因为这个范围是对人群中的大多数而言，对少数人来讲，值虽然不在这个范围内，但他也是正常的，因为他确实很健康啊！“正常”、“健康”本身就是相对而言的啊！好笑的是人们都相信一个实在，这是源于对不确定的心理恐惧。举个简单的例子，对血压、血糖高低的判断，公认是没有一个标准值，那就是个参数、一个范围，没有绝对的数值，且标准也是逐年在变。比如有人血压目前在公认的正常范围内，其他所有的常规检查指标也都正常，但一看这人走路头重脚轻，一诊脉阴虚阳亢，气不能降，中医肯定不认为这个人是正常的，而且知道这样的人很容易中风。中医就是这样，在中医理论的指导下，有它自己对疾病的认识及标准，但中医理论是一个开放的系统，能兼容各种医学，但这一定是在“天人合一”思想的大框架、大背景下的兼容，这个“天人合一”是中医学的源头和特点，是中医的指南针、定海针。离开了这个背景，你是不可能弄明白中医的！

所以中医在形式上表现有多种多样，但不管其表现如何，这些形式都应显示出天人合一这一核心思想。反过来说治疗技术，一些药物的应用本身没有一个绝对的属性，如果要把某个治疗手段归属于中医，判断标准是要看这个治疗手段是不是在中医学理论的指导下在应用。但是近些年，中医界对群众没有一个指导性的宣传，以至大众对中医的认识开始有些偏颇。中医常被一些投机者利用，这些投机者只要看有钱赚他们随时都可以打出中医的旗号，随时可以把中医里的一些东西拿来套用一番，因为大多数的国人对中医是很信任的。这帮投机者对大众忽悠一番，赚了钱是他自己的，出了事或没效果等责任自然就归咎到中医头上，牵涉到中医大夫头上。这个现象对中医发展危害性很大，值得深思。我们是不是得让群众明白什么是中医？中医的理论核心是什么？

第三节　我的一些中医实践

我的中医实践，在时间上说长不算太长，说短也不能算太短，就十几年的样子，但投入的精力却是有些多的，天天在琢磨实践印证这事，不停地认识和解决临床问题，十多年下来不免有些体会。

中医学目前的分科是比较细的，有内、外、妇、儿、针推、骨伤、五官等等，各科有自己的特点，但总不出中医基础理论范围。其中内科是所有其他学科的基础，由于历史文化的原因，除了针灸、推拿、骨伤外，中医外科手术发展得不是很快，但目前却是快速发展的好机会。

可惜的是针灸和推拿，目前绝大部分的针灸科已退位到只治一些肩周炎、颈椎病、腰肌劳损等这里酸那里痛的病种上，但事实上针灸推拿的作用远不止这些。传世的《黄帝内经》分为《素问》、《灵枢》两大部分，而《灵枢》是专门讲针灸的，针灸是《内经》那个时代，或者更早年代医师治疗疾病的一种主要手段。但小针之道易学难精，这门治疗技术学是很容易学的，几个穴位一背，依葫芦画瓢，你也可以说自己是“针灸大夫”。事实上，同样用一根针刺同一个穴位，由于施术人技术不同，治疗效果是有天壤之别的。这里的关键就在于精通此道的人施术时他可以借助针灸改变患者体内经气的运行，而不精于此道者却很难做到，所以用针去刺同一个穴位效果会不一样。还有更关键的是针对这种病症你选哪个穴位来治？这也是针灸的重中之重，若选对了穴位，可能在这个穴位上随便刺激一下，病情就缓解了。听着好像前后矛盾，究竟是选穴重要还是针灸功夫重要？其实两者是一体的，有这功夫的人自然能选穴。

至于手术，人群中有些人是能接受的，有些人是有反感的，有些人是恐怖手术的。我个人认为对于手术，抛开一些利益因素，除去一些外伤急症，对于一个疾病来说，如果身体内的矛盾斗争最后以一个病变实体出现，比如肿瘤，手术切除不失为一种选择。不过手术很多时候只是一种姑息治法，关键是术后还要对引起疾病的原因进行治疗，因为手术虽然把致病因素导致的果给摘了，但如果那个致病的因还在，我们身体就是酝酿这个疾病的土壤，不去因，果还会再结的。这可以解释为什么很多肿瘤术后又复发了。治疗要“竭其所因”，这是正宗的《黄帝内经》的治疗思想！

类似的情况还有很多，如果说致病的原因有时的确太过复杂，不大容易量化地去把握，那么中医的脉诊有时却能很好地发现问题，往往一个疾病经过治疗后虽然症状消失了，但如果这个病人的脉象没有变过来的话，这个病肯定还是要复发的。如果懂得脉象后面所蕴含的实质，脉象就很能说明问题。

我举两个小例子说明脉象对判断疾病愈后的重要意义供大家思考。一个是我刚工作不久当住院大夫那会儿，病房里收了个阴黄的病人，是由阻塞性黄疸、胆汁性肝硬化引起的。这是个中年女性，因为是在外院治疗无望后转来的，入院没两天人就昏迷不醒了，昏迷到了第四天还是第五天吧，当时很多的大夫都判断这个病人不可能再醒过来，让家属早点回去准备后事。有个下午我去诊了这个病人的脉。病人的肤色青黄得可怕，但很奇怪！真是奇怪！以我当时的水平我诊到的脉至少从脉势讲可以算是脉象平和。这么危重的病人怎么会出现这种平和的脉象呢？是自己对脉把握的不够准？是教科书上写错了？因为脉证表现得很是矛盾。当时刚工作临证经验缺乏，所以我当时是层层疑虑、一头雾水，不能明白脉象后面显示的意义，也就是我对这个疾病的理解和对脉的理解在脑子里打架了。但感觉这个病人能醒！当时病人家属问我："陈大夫，您看还有希望吗？"我也不好正面回答这个问题，只说看着脉象还行。奇迹就发生在第二天，病人清醒了，除了通体黄疸外一如常人。病房里炸开了锅，我也兴奋得不得了，实践下来说明咱们中医这脉有道理，我第一次明白了什么叫"只在脉里求神气"。可惜没高兴几天，一周左右的样子吧，病人突然就病逝了。现在看来，出现这种情况是因为病人昏迷了几天后，体内神气得到了积蓄缓和，故而病人能再次清醒过来，因为毕竟是体内脏腑出了问题，故形坏则死。至那以后，我常思考这样一个问题：什么是生命？中医究竟在治什么？

我再举一个例子，我还碰到过一个肠癌的住院病人，病人在半年前体检还显示一切正常，有天突然就觉得肠胃不适，一检查是肠癌晚期，广泛转移了。因为剧烈的呕吐，我给出了个小方，服了1剂药呕吐就止住了。过了一周的样子，病人又有些欲呕吐的先兆，家属来问我要如何治，是否能再出个方子。我直觉判断这个病人这次是胃气将竭，要除中了，是死证。在家属一再恳请下，我考虑是否可用艾灸回阳救逆，便随家属去病房诊视病人。到了病房，看到病人蜷缩在那里，打着点滴。当我与病人目光接触的那瞬间我看到了病人从目光中透露的怨恨与绝望，透露出的那种死意，没有一丝的生机。一诊脉，是那种“脉势散似杨花、脉形如釜煎豆”的死脉。我是上午十点多诊的脉，病人在下午不到两点就病逝了。果真是气散形亡！

那有没有依脉可以判断生的例子呢？有。刚出校门才三四个月时我就碰到一个病人，当时我还在村里的卫生室工作呢，乡村里的卫生室是我们国家最最基层的一级卫生防疫机构，那里的病种可是没有分类的，轻重危急疑难罕见啥病都有。有一天来个乡亲请我看看能不能帮他治治胃病，这是个老党员，人老实本分，工作踏实负责，任劳任怨。当时他在看管村里一个放农药化肥的仓库，我去过那个仓库，一进门刺鼻的农药化肥味让你觉得要窒息，我都是屏住呼吸的，不敢多停留一分钟。他管这个仓库很多年了，真不知道他是如何坚持下来的。他这回来找我是由于胃痛了很长时间，强挺着没看，实在忍不过去就吃些雷尼替丁之类的药，但总反复。我一看舌象，是胖大舌，白厚腐腻、表面浮有焦黑色的苔，因为他抽烟，所以我考虑焦黑苔是染的。一诊脉，奇怪了，他的脉很弱很弱，不时有一个小珠子似的东西从右尺向寸部缓慢滑过。这是什么脉呢？后来读书，知道按照《黄帝内经》的记载这是脾绝的脉，当时我是不能肯定的，但此脉若从缓论加之厚腻苔，病在脾胃是肯定的，而且从他的舌苔、脉象及病症上看他病的还不轻。我就开了个黄芪建中汤、保和丸的合方再加上些佩兰、藿梗之类的药，这是我在实习时从老师那里学到的一张治脾胃病验方的加减方。我让病人先吃三天。三天后复诊，病人自觉吃完这药后症状明显缓解。一诊脉，六脉洪大，脉全起来了，一看舌苔也化去了一大半。病人觉着病好了不想再吃药了，问能否停药？那时我刚做大夫，接触很多病都是第一次，没经验，认为既然好了那咱就不吃药呗，初战告捷，我也挺高兴的，就同意了。不想过了三四天，病情就反复了，病人觉得胃内又不舒服，胀痛依旧。一诊脉，又回到原来的脉象上去了。那就照着前面的药方再抓三副吃着看看，结果病人在吃第一副药时就来找我诊脉，一看脉，才吃一副药，脉就起来了，又是六脉洪大。我心里一怔，心想不好！一停药脉就下去，一吃药脉就起来，这不说明他的脉无根吗，无根脉问题就大了，是死证！当时我就把我的忧虑告诉了病人，劝他赶快上上级医院进一步检查检查，结果胃镜一查就是个胃癌，快穿孔了，医院马上就安排了手术。手术后的几个月病人又来找我，一看厚腻的舌苔化了，奇的是脉象也变过来了，至少三部有脉。若这个病人胃癌大穿孔，岂非要送命?！手术切除了病灶部位，病灶部位折射的舌脉也就消失了。但进一步思考，若这个病人早几年就按中医的养生方式去御疾，就不会病到这步田地，手术不就是多出来的事？由此可见，脉是很能说明问题的，诊脉是很重要的。前面我们说过《黄帝内经》说治病要“伏其所主，竭其所因”，这个所主所因有时就能从脉中获知。《伤寒论》也开宗明义地说，治病要辨病脉证。我的体会是只要肯下功夫去实践，人人都能学得一手好脉法！

让我们还回到究竟什么才是中医的问题上去。在这个问题上，治疗方法、治疗手段都是表面现象，不是最重要的，重要的是从根本上医者用什么理论去指导实践这些治疗方法。凡是用中医理论来指导实践的医疗行为，不管是望色、诊脉、拍片、化验，不管吃的是中药、西药，不管是用针灸、推拿、手术、放疗、化疗，那就是中医。中医的理论核心是“天人合一”，所以中医注重整体观，治病就看到了局部与整体的关系，知道如何去调和局部与整体的关系。要知道在自然当中，人体是由无形的神气统摄有形的肉体，而形神两者又相互依靠，既各自为政又不得相失。神气形三者间的关系是中医研究的重点，本书更是聚焦于此，对此我在后文将有详细的讲解。

顺便说一句，我觉得从天人合一、形气神并重这个角度出发去实践的话，可以出现真正的中西医结合。因为西医学对人体的研究属于形的范畴，用西医学治病时神气必然是会随形变化的，但西医学中没有对人体神气的判断标准，倘若我们把西医学对形的治疗结果放到天人合一、神气形相合的框架下去观察时，你就明白你这个治形治得究竟是对还是不对！这个就大大拓宽了治形的视野，进而能规范西医学的治疗范围和治疗深度，权衡治疗目标的利弊。由此进入，中西医才能真正地结合。

再说说医患关系，现在的医患关系不是很好，很多人是怀着一种很矛盾的心态去看病的，既想找大夫看病又怕大夫蒙他们的钱。当然这也不奇怪，出现这种情况的社会原因很复杂，医患关系只是折射出了一点。但怀着这种心情去看病自己不觉得别扭吗？再者很多人有这样的错觉，我花了钱了，我进了医院了，医院就得把我的病治好。为什么会有那么多的医疗纠纷呢？绝大多数问题不就是我花了钱病没治好，甚至命也丢在医院了吗。我不知道全国人民都免费医疗后会不会再有医疗纠纷。抛却一些人为利益因素，纯粹从医疗技术上讲，人类的医疗技术还远远没达到大家生什么病都能治好的程度，哪怕是最常见的病。很多人不懂得看病不是去菜市场买菜，青菜一块钱一斤，买两斤就是两块，你讨价还价给你打个八折两斤一块六；病情的发展也不像银行的年利率，你存多少钱存多长时间你就可以按规定连本带息拿多少钱。疾病的发生发展是很复杂的，随机因素太多，真正能彻底治愈的病没几个，能对病情判断出一个方向就非常不错了，况且医师的水平也的确有高下。所以在我看来，真正治愈疾病需医患双方的默契配合，其中以医生为主导。不过话也得说回来，我们不能那么悲观，先不去想几十年几百年以后的医学会发展成什么样子，就说说老百姓都知道的神医华佗吧，有史记载他老人家当年给一人看病时下诊断说，你这个病啊不用治啦！病人问是不是我这病没得治了？他老人家的回答那叫一个绝啊！老人家回答说，不是说我治不好你的病，你啊没必要受那个治病的苦，因为你的阳寿就只有多长多长，而你的病还要多长多长时间才能发作，所以没等这个病发作要你命的时候你就寿终正寝啦！所以啊，我说你这个病不需要治！此等神术，我常心慕之！太厉害了！再说回来，中医是非常讲究预防摄生的，大家不要没病找病，预防第一，治病要赶早，不要等病形成了，发作得很厉害了，才想到找大夫医治。依《黄帝内经》的思想：等你口渴想喝水的时候才想到要挖井，等到了马上要打仗的时候你才想到去铸冶兵器，这时候叫“不亦晚乎”！这时看病就太晚了！小病变大病，大病变重病，重病变病危！按《黄帝内经》的说法，病到了脏腑，让上工去治也就是半生半死，而现在的很多病就是已经入了脏腑。出现这种情况，最主要还是没听老祖宗的教诲！中医讲“天人合一”，“天人合一”首先就是从摄生讲的，中医防病治病最重视的就是预防摄生，那怎么个预防摄生法呢？其实这个最简单不过了，那就是要让人活得淳朴一点，人与人、人与物、人与自然之间彼此相处和谐一点！

第二章 生命的认识

作为一个医生，我每天都在跟疾病打交道；作为一个中医，我更是每天都在思考生命！思考中医！

在我看来，我们的祖先首先肯定是为了生存，在与自然界的交往中，从最本能的趋避适应开始，最早的中医行为，最早有关天人相应的萌芽便生发了；群居的人产生了社会，同样是为了生存，道德伦理思想也开始了它的萌芽。当远古的祖先开始思考我为何存在？我们如何才能更好的生存？这时一切文明的种子就都开始发芽了！从实践的角度讲，中医学的产生是早于中国哲学的，至少说也是同步的。中医学和中国哲学都来源于我们伟大的祖先从“天人相应”到“天人合一”进而到对万物起源的那个“道”的体认。在我看来，中医理论绝不是经验医学和哲学的简单相加，而是“道”在医学中的实践；同样，哲学是对“道”本身的思考，儒学等则是“道”在社会学中的实践。这个决定了中医学的广博和对人们生活的渗透性。

人作为物之本身而言，是整个自然界物质循环运动中的高级产物，所以《黄帝内经》讲人是“天地之气生，四时之法成”。那物质世界从生成人以后再进一步生成的是什么呢？答案是：人生成了“神”！《黄帝内经》上说“气和而生，津液相成，神乃自生”。所以我认为可能人的“神”才是目前自然界物质运动的最高产物。那么至于“神”会朝哪个方向进化？“神”会去哪里？“神”的归宿在哪里？我想不光是我，看到这里的人谁都想知道。但很遗憾，目前我们就是谁也不知道！现在我们能知道的只是“形”能生“神”，“神”能产生思想，进而通过思想改造自然界，改变社会。有意思的是，思想派生出了道德，思想一旦没有道德的指引，又会引发人与物的生存危机。而对道德的认识又得重新回到那个“生存”、那个“天人相应”的源头去。思想这部分内容目前归属到哲学的范畴里去了，不大属于中医学研究的范畴。中医学研究的重点是“形”、“神”作为物的生灭规律。中医学讲究人与人、人与物、人与自然的和谐共存，最终的目的是能够达到天人合一，全神养形，以尽天年。这是我对生命现象、对中医的认识。

所以我所体认的中医学还回到那个“形神合一、天人相应”的本源去！因为人身之气是形神共用的能量形式，是人与自然界或者说形——神——自然之间进行物质能量信息交换的中介。气是目前中医所归纳采用的前贤所创立的各种辨证法之间能得以交融和无碍应用的一个统摄点，所以有必要对人身之气的运动规律做些总结梳理，回归中医学对生命现象的本来认识，所以我讲“复气”。

第三章　以气为介导的“天人合一”医学模式的阐述

“天人合一”作为中医学的理论源头，它所形成的医学模式是中医学所特有的，“天人合一”是中医养生的最高法则，是中医治疗运动的终极目标。这个医学模式的成立是建立在人身之气的代谢运动上。如前所述，气即是人体形—神的直接能量来源，也是形—神—自然之间进行物质能量信息交换的中介体，所以天人之间的物质能量信息交流会体现在人身之气的代谢运动上，这是“天人合一”医学模式得以成立的前提，是中医学的根。

我们讲“天人合一”是养生治病的最高法则，对于养生，我们可以在修真养身之中通过神去直接地实践把握。这点在《黄帝内经》中有详细的描述，如“黄帝曰：余闻上古有真人者，提挈天地，把握阴阳，呼吸精气，独立守神，肌肉若一，故能寿敝天地，无有终时，此其道生”。但在认识治疗疾病时，这个法则却并不容易被医生直接掌握，想弄明白“天人合一”在认识治疗疾病中的作用，这就需要对“天人合一”有一个更详尽的分解，当我们把“天人合一”这四个字入实到具体的病因病机、生理病理、症状体征上时，这个中医的原本医学模式就可以为我们所重新认识应用了。

如何分解呢？我们可以把“天人合一”的“天”分解为“社会”与“自然”的综合，把“人”分解为“神”和

“形”的综合，那么这个“天人合一”的医学模式就可以表达为“神—形—社会—自然”的医学模式。因为约定成俗，中医学中心主神，形指身体，我们就可以把“神—形—社会—自然”的医学模式转称为“心—身—社会—自然”的医学模式。分解到这里，通过这个医学模式的表达，我们就可以用来归类分析疾病的成因来源。此时，如果我们考虑四者之间的相互作用则可以进一步探讨病机。那么这个病因是通过什么途径作用于心身而产生疾病，出现病机的呢？或者从一个治疗者的角度，逆过来以果求因地探求，这些病因如何在一个人的身上表达出来呢？因为疾病的名称说到底只是一些现象的综合，病名的目的是为了识别判断疾病的预后，是对身体变化的大致归类。深一层讲，我们必须探究的是疾病背后组成人体的物质形态的变化规律。我这里需强调，这个物质形态的表达一般应遵循中医学概念，比如气、血、水、精、津液、阴等，因为第一这些概念的形成是对人体物质世界不同范畴的划分，第二在中医学里这些组成人体的基本物质按照中医学的方法都是可以查验的，是实实在在的。在我们为了认识治疗疾病而对这些指标进行的选择中，能提挈纲领的首推气，因为如前所述，气即是人体形—神的直接能量来源，又是体内各种物质间相互转化的一个中介形式，还是形—神—自然之间进行物质能量信息交换的中介体。气聚则形生，气散则形亡，人身之气的开、合、聚、散、出、入、转、化是人体生命力的一个直接表达。我们光说“天人合一”、“心—身—社会—自然”，还不能具体到阐释人这个活生生的生命体的病变，只有落实到人身之气上，把这个“天人合一”、“心—身—社会—自然”的医学模式进一步转化到气的生理—病理模型上，那么这个“天人合一”的医学模式就变得实实在在，切合临床实用，也就是变得具有可操作性。

中医发现，来自社会自然的致病因素最终会通过气的变动在人身上表现出相应的病理变化。譬如外感六淫之邪、五运六气及人事变化都会表现在气的变动上。当然心身自家的病变则更是会表现在气的变动上，譬如常见的气滞、气虚等。正是因为不管外感内伤，这个病因病机的表达总会体现在人身之气的变动上，所以《伤寒论》治外感的方子可以疗内伤病，《脾胃论》中治内伤的方子可以疗外感病，都是因为这些方子能调气的缘故。《黄帝内经》说："别于阳者，知病所处；别于阴者，知死生之期。"这是从气的角度讲了气在诊断疾病、判断疾病预后中的应用，这个是很重要很重要的，初学者当细心切入。

所以在"天人合一"的这个医学模式中，我们通过对人身之气的认识，提挈纲领地对人体疾病变化进行把握，这个医学模式从大处我们可以把它分解为"心—身—社会—自然—疾病"进行融会贯通，从细处我们可以通过气的中介转化特性对组成人体各类精微物质的变化进行把握。这样一来，即可以把对作为中医学一大特点的"整体观念"的应用落到实处；另一方面通过气对体内其他精微物质的统摄作用，通过气认知其他精微物质，这样我们就可以用辨气一法去统摄目前习用的诸辨证法，使得对诸辨证法之间的转化认识应用可以圆融无碍。辨证若从气而辨则辨证论治就得以从窥豹之见的危险中转到庖丁解牛的佳境中去，如此中医学另一大特色——辨证论治亦相应地落到了实处。

正因为我们对气的认识得以把中医学中"天人合一"

的思想作为一种医学模式入到实处，进而让中医学中“整体观念”与“辨证论治”也入到实处，这是本书所述“复气论”的一大特点。

第四章　复气——“天人合一”思想的医学实践

“天人合一”的思想无疑是中华文明的源头。现在的中医学一般认为“天人合一”只是整体观念的一个重要组成部分，事实上，“天人合一”的思想不仅仅是整体观念的一个重要组成部分，更是整个中医学的理论源头。中医是“天人合一”之道的最佳实践者！目前存在的问题是，在具体的医疗实践中，“天人合一”的医学思想更多是在指导修真养生，在修真养生中我们常把人能否进入“天人合一”的境界作为修真养生的最高追求，成为养生成就的金标准，而较少被实践于医师的诊疗活动中。

事实上，只要人生活在自然中，则不管我们身处何地，亦不管疾病进行在轻、重、急、危的何种病程中，人是每时每刻都处在“天人相应”的状态下的。《黄帝内经》上有句话对此描述得非常生动，叫“人与万物共浮沉于生长之门”。为什么这里我突然不说“天人合一”而转说“天人相应”了呢？是因为“天人相应”是以天为主，人完全是被相应的，是被动式的，是总是存在着的既定模式；而“天人合一”则是要人们主动去实践，由人去把握这个与天相应契合的机，这个过程是人为的，是主动式的。“天人相应”与“天人合一”存有这样一个区别。从被动的“天人相应”到主动的“天人合一”是一个修真实践过程。当人通过各种手段主动地去调和自己的心身，让自身这个有限的小天地的运动去合上自然那个无限的大天地的运动，这就是“天人合一”。由于人身结构的限制，这个应合需要把握一个度，这个度就是人体作为物的自己所必备的结构条件限制。譬如说，天地间的气机运动可以无限发散，我们人身之气当然也是可以无限发散的，因为气都有这个特性，但作为活生生的人来讲，气是不可以无限发散的，气散了人是要死的！人身之气有它自身的运动规律，有它特定的结构场，这属于中医的生理学，是我们本书研究的对象。

自古在“天人合一”的修真养生实践中，没有哪个养生家不重视神气的。简单地说，修真养生就是调精神、养元气。在这里，精神包括我们的思维心理活动，人们可以在一定程度上去主动地进行自我调控；养元气所养的气则是“天人相应”、“天人合一”得以实现的物质基础。人们通过自己的精神去调控收摄自己的元气运动使之与天地相应，这就是“天人合一”，中国最高的养生之道！《黄帝内经》上说：“圣人传精神，服天气，而通神明”。

既然修真养生时可以通过锻炼自己的神气达到“天人合一”的境界，借天道运动来保障自己心身的健康，那么我用药、用针，能不能同样达到这个效果呢？我在这里郑重地回答大家，这是可以的！我们可以用药用针调治患者的神气，使之合和于天运，让患者自身有限的气机运动去迎合上天地间那个无限的气机运动，让天机去带动人机！让天地之气来养人身之气！让疾病消散于无形！这种合“道”的治疗，是如此美妙！有人不禁会问这是一种什么样的治疗呢？这就是复气治疗法。

复气疗法对“天人合一”医学思想进行实践的核心奥秘在哪里？现有的中医学教材中没有讲到这个问题。核心奥秘其实就在人身的这个气机上！首先，大家都明白至少在目前人是无法改变天的，所以解决这个问题肯定不能是从治天入手，而应该是从治人入手。能否主动达到“天人合一”的前提是这个人能否很好地被“天人相应”。或者说这个人的气场是否能处在与天地间气场的一个顺利交流中，就是说天机、人机的运动方向能否协调。

复气疗法的实施，就是医者在调治患者自身气机时，必须是顺合天机，令天人两气场交流协调，让天机去带动人机，这样就有可能调用到自然的力量用于当前疾病的治疗实践及养生康复中，此时的人体就进入到了“天人合一”的境界中，这就完成了复气治疗。

第五章 《黄帝内经》本义

如前所述，当“天人合一”的医学模式落实到气上就变得实实在在，我们能以此说明人与自然社会间的关系，能解释生命，能说明人身脏腑的生理病理；落实到气上，这个医学模式就变得具有可操作性，能具体指导诊断和治疗疾病。现在的中医有一种趋势是有些太偏重于脏腑辨证了，其实侧重形而上的中医学本来是应该从藏象论治、重气才对。那么，现在我们如何能让习惯脏腑辨证者的思维转到对气的体认上去呢？这就需要我们进一步把气入实到脏腑上，理清无形之气与有形脏腑之间的关系。这时我们只需把“天人合一”的模式分解为“天——气——脏腑”的模式，因为气为中介，脏腑产气。在这个模式中，我们可以以气为原点去分析人天之间的关系，探求病机，确定治疗的方向、目的。

让我们来重新认识《黄帝内经》本来的理论体系吧！这个隐含着的体系被人忽视已经很久了！

《黄帝内经》中隐含的这套理论体系是以神气为根本，从“天人相应”的角度结合人体脏腑的生成，以神气来解释生命的形成与消失、疾病的成因与变化，我觉得这是中医的本来面，是整个中医学理论大厦的框架。目前对于气的一般认识主要有：阴气、阳气、人身之气、元气、宗气、营气、卫气、脏腑之气、经络之气。这是一种按照气的来源、功能、所处部位对气进行的系统分类，解释了人体生理病理上的很多机制，缺点是这种挖一块出来提的方法使得元气系统不成体系，让人看不全天人之间这个元气系统存在着的本来面貌。

《素问·宝命全形论》说“人以天地之气生，四时之法成”，“天地合气，命之曰人”。《灵枢·邪客》说“人与天地相应也”。《黄帝内经》中反复强调人与天地相应，人以天地之气生。既然如此，天地之气是如何生人的呢？在人身上又是如何相应的呢？这个就是我们这里说的“天——气——脏腑”的生理病理模型。其实这在《黄帝内经》上有明文，因为不会理解应用，故历来就容易被医家忽视。正因为这样，所以一路沿袭而导致目前中医重脏腑的局面。对人而言，脏腑固然是重要的，但《黄帝内经》本义是更看重神气。在“天人相应”的医学模式中，天地之气、脏腑神气是既相关又各有所主的。让我们看看《内经》上所记载的天地阴阳之气与人身脏腑是如何相应的！这是两段经常被医家引用的经文，《五藏别论》云：“岐伯对曰：脑、髓、骨、脉、胆、女子胞，此六者地气之所生也，皆藏于阴而象于地。故藏而不泻名曰奇恒之腑。夫胃、大肠、小肠、三焦、膀胱，此五者天气之所生也，其气象天故泻而不藏。此受五脏浊气，名曰传化之腑，此不能久留，输泻者也。魄门亦为五脏，使水谷不得久藏。所谓五脏者，藏精气而不泻也，不能实。”《阴阳应象大论》云：“人有五藏，化五气，以生喜怒悲忧恐。”

由此可见，在“天人相应”的生理模型中，**地气在人身对应的是奇恒之腑，是故临证调治阴气的秘诀是必从奇恒之腑始**。人身阴气难治，治阴气需从奇恒之腑入手，这点从前很少有医家注意到。**天气在人身对应的是六腑之气，故临证调治阳气的要点是必从六腑始。神气对应的是五脏，故临证**

调治精神的要点必从五脏始。五脏——六腑——奇恒之腑对应精神——阳气——阴气，这是一个很清晰的理论体系。在这里，整个“天人合一”的医学模式从至大无边的起始处一下子入实到了人体生理病理的起始处。这时“天——气——脏腑”的生理模型就可以再次转化为“天气——六腑——地气——奇恒之腑——精神——五脏”的互动模型。它们之间的物质循环就是吾人生命存在之体现。这里我们可以清楚的看到，这个能说明如何从“天人相应”到“天人合一”的实践模型：天气顺养六腑，地气顺养奇恒之腑，六腑、奇恒之腑养五脏，五脏养精神，精神合于自然，自然分为天地之气。这中“一气变动，贯通天人”的医学思想是《黄帝内经》中最最核心的医学理论，是《内经》原本的医学模型，是中医学的本体，一切与中医有关的养生、预疾、疗病都从这里开始!!

第六章　胆在“天人合一”医学模式中的意义

现在的胆囊摘除术司空见惯，不知道有没有人做过统计，胆囊的发病率古今是一个什么样的状态？我在临床中发现，有些人超声检查胆囊好好的，但一诊脉，胆经的脉气基本没了，这样的人胆囊早晚还是得摘除的。有一种人是胆囊虽然切了，但胆经病变的脉跟摘除前还是一个样，这是多么令人恐怖的事情！也就是说，引起你胆囊病变的那个病因病机还在，它并没有随着胆囊实体的切除而消失，它像一颗埋在你体内的地雷，不知道什么时候，什么方式就触发它爆炸了；它更像一个幽灵在你的体内游走，不知道它下一个目标脏器是哪个！个中原因是值得大家去深思的！

大家知道西医学中有个胆心综合征的说法，我在临床上却发现有些女人存在“胆—心—子宫综合征”，这种病人最早表现的病机是少阳气浮，典型的体征是这类人面色常浮红，红色以两面颧部为主，范围较戴阳证为大，色不如戴阳证鲜艳。这样的病人会先出现胆囊炎或胆结石，接着出现心脏病和子宫肌瘤。有兴趣的大家不妨一起来观察总结这类病人。

其实在神气运动中，胆是一个非常重要的脏器，所有的奇恒之腑中胆是比较有意思的，它既是奇恒之腑之一，又是六腑之一。《黄帝内经·灵兰秘典论》上称胆为“中正之官，决断出焉”，《黄帝内经·六节藏象论》说“凡十一藏取决于胆也”，所以大家看胆囊这个脏器是不是非常非常的重要？胆既属六腑又属奇恒之腑，所以胆既通天气又通地气，在“天人合一”这个模型中唯独胆能通应天地之气，又能主人事之决断，这就意味着胆连通天、地、神三者，所以从前的医家说“少阳为枢机”，“治病收功在胆”，就是这个原因。临床上小柴胡汤的功用我就不多说了，说小柴胡汤能左右逢源、神用无方是一点不为过吧！这也是跟小柴胡汤能调少阳枢机有关，而在我们后面将论述的复气治疗中小柴胡汤则能从元气的第一系统一直调治到元气的第二系统，这个调治范围那可是非常广的！可能很少有人知道调治少阳枢机在调治元气系统中的真正含义，就让我来告诉大家吧！

调治少阳枢机的真正意义在：**调治少阳能使人身之气与天地之气相互协调，少阳是一个关键点**。从这点讲，调治少阳也是“天人合一”医学模式疗疾的一个关键点。

第七章　气在形体时的两大要素

通过前面的阐述，我们知道“天人合一”这种医学模式得以具体实践的关键在于从天地之气到人身之气的把握。中医学是如何论述气的呢？中医学讲的是气一元论。气在整个中医学中一直处于核心地位。那什么是气？中医学认为气是一种活力很强、运行不息的极精微物质，是构成人体和维持人体生命活动的物质之一。气在体内运行不息，气本身与外界的交流代谢活动会表现在气推动和调控人体内的新陈代谢上。元气维系着人体的生命进程，如果一个人的元气运动停止了，也就是说气机不转了，那就意味着这个人这一世生命的终止，所以日常生活中老百姓形容一个人命终时常说这个人断气了。

人身之气是对气的一个总的叫法，依其分布的部位可分为宗气、中气、卫气、营气、脏腑之气、经络之气。

宗气：聚于上焦膻中为核心的元气，由脾胃上升的水谷精气跟从自然界吸入的清气合成。宗气能助呼吸，行血脉，下资卫气。现在临床用的不多，后世《脾胃论》、《医学衷中参西录》中有所论述。

中气：中焦之气，是人体后天能生化的根本。中气在诊断治疗中用的还是比较多的。

卫气：慓疾滑利，行于脉外，固护肌表，聚于下焦。

营气：血脉中之气，是无形之气到有形阴质的一个转化点。《内经》上对营卫之气是相当重视的，除卫气目前临证尚论及外，营气提的很少。《内经》提及营气逆行腠理则发疮疡，《伤寒论》中太阳病论及，营气虚可自汗身痛。

脏腑之气：脏腑中所生聚的元气。

经络之气：经络中运行集聚的元气。

人身之气的来源通常由三部分构成：一是从由父母处得之的先天之精所化生的先天元气；二是来自于饮食水谷中的精气；三是从自然界吸入的清气。水谷精气和吸入之清气合称为后天之气。对于气的体认，一则可以通过一定程度的内修内证获得。内证之法很简单，就是静心体会而已。二则可以通过元气运动的生理病理变化时出现的症状体征去认识。这在中医学里描述的有很多，比如气逆、气滞、气虚等。

从气的命名中我们可以看到，气与形体结合时的两大要素：①气所在的部位；②气的强弱。气如果不处在相应的部位，或者该部位气很弱，那么这个部位对应的形体功能就会出现障碍。

第八章　复气的原理

通过前面对“天人合一”中医病理生理模型的梳理，我们知道了气在整个中医学中的重要性，知道了在对具体患者的治疗或调理上如果想要把身体气机运动引向“天人合一”的和谐境地，达到利用天地之气影响人身之气，让人身元气运动的小循环跟随着天地气机运动的大循环去运转，用自然之气疗人之疾苦的话，最关键的地方就在于调治此身中元气。若要调治此身中之气，则必须对元气运动的规律有清晰的认识。要探寻这个规律，在我们的体内可从元气的生成、使用，气与体内组成人体的其他物质的关系入手；在体外一般可从身内气场如何与外界气场进行互动交流入手。

本书讲复气，何为复气？气运有常，归根曰复。复气就是要把我们身体之内因种种原因离位的元气调治到它原来的形位上去，让走偏的气机运动回复到它原先的轨道上。这就是复气。目的是归摄元气，借此恢复人体的功能。如果人体的气机运动出现偏离，人体与天地相互交流的气场出现偏离，这就好比是一列运行着的火车出了轨，后果是很严重的。我们先不说是否会翻车，如果这列火车还在前进的话，那么这列火车动力越强劲，开的越快，就会离原先的轨道越远。如果是越行越远，那么它本来的方向、目的就全没了。对于脱轨的列车当然首先是要检修，再让它重新回到原来的轨道，这样才可能到达原先的目的地。对于体内离位之元气，调治第一步亦是运用各种方法把元气引导向体内正常的形位，恢复它正常的气机运动，这样局部形体的功能才有可能得到彻底的复原，疾病才会消失或向愈。诚如《黄帝内经》上所描述的那样，复气治疗是“定其血气，各归其乡”。其实《黄帝内经》中有关复气思想的论述是很多的，历代都有医学家从各个不同的角度对相关经文进行理解吸收。譬如《黄帝内经·素问·生气通天论》篇云：“阳气者若天与日，失其所，则折寿而不彰。”对这句经文，有些医家的认识偏向于阳气在人身的重要作用而忽略了阳气本身作为气与形体相结合时气所固有的特点。如果我们细细品读经旨，当有所领悟：“所”，可以解释为规律，但我的理解就是位置、处所。经文比喻说日失其所就好比在说气失其位，日失其所则天地不彰，气失其位则人身病作！其实从前也有医家从类似角度理解经文的，比如高世栻注：“人身之阳气，如天如日，盖运行通体之阳气若天，旋转经脉之阳气若日也。通天之气，经脉之气，各有其所，若失其所，则运行者不周于通体，旋转者不循于经脉，故短其寿而不彰著于人世也。”《素问注释汇粹》又说：“起居如惊，神气乃浮。”神气乃浮的这个“浮”字很生动、很形象地表达出了元气的那种离位弥散状态。按复气论对元气的分法，出现这种状态至少说明元气第一系统表层的气离位了。气失其位是元气病变中一种重要的病理变化，但现在很多人都没意识到这个问题。既然我们知道有时阳气的病变是因为失其形位，即因为气失其位进而导致了身形脏器的病变，那么对于这些病证的治疗大法也就随之出来了，那就是复其气、令归其位！治疗就是要复气！如果我们仔细想想针刺导气之术就会发现，其实类似复气这种治病方法一直就有，行针导气追求的是令气至病所，气至病所才可能令病痛焕然若失，那么这个气至病所不就是复气吗！气至病所，气复其位，这是针灸导引立起顽疾的奥秘。既然针灸导引能复气，那我们用药能令元气归复吗？回答是肯定的!! 本书讲的就是这个。

复气疗法得以实现的人体生理病理基础是什么？这种治疗成功的人体背景是什么？复气治疗的基础背景就是我们前面所论述的“天人合一”的医学模式。复气疗法的治疗背景在《黄帝内经》上也早有提示。《黄帝内经·素问·生气通天论》云：“苍天之气，清静则志意治，顺之则阳气固”，“圣人传精神，服天气而通神明”。从这两段话我们可以看到，复气修身之大法昭然。复气之法一是在于精神上的必清必静，一是在于能顺合天地自然之道。如人真能做到以上两点就会产生《内经》上描述的养生治病效果——“虽有贼邪，弗能害也”。若是做不到呢？就会“失之则内闭九窍，外壅肌肉，卫气解散”，“内闭九窍，外壅肌肉，卫气解散”。按复气论去分析，就是内外气机都伤了，它所显示的是天人相应下复气的病理背景。理解这段经文时还应当知道，“内闭九窍，外壅肌肉，卫气解散”局面的出现要作两部分看：一种是伤于天气，属外感；一种是志意内变，属内伤。把疾病的来源分为外感与内伤，简单而扼要，这是中医历来固有的方法，这在气之病理上颇有深意，后篇将详解。

复气治疗中还有一个应当注意的问题是：元气在失位的同时常常会伴有元气本身量的耗伤和有可能连带牵涉到的体内其他精微物质的变动。所以复气的同时要注意补充相应的精气，修正那些物质层的偏差。如《素问·生气通天论》篇所说：“阳气者，烦劳则张，精绝，辟积于夏，使人煎厥”，“阳强不能密，阴气乃绝”。我们用复气辨证之法来分析一下，在“煎厥”病出现的整个病理过程中，阳气的“张”、

“强”是失位之变，“精绝”、“阴气乃绝”既有气失位后“不能密”的原因，亦有代偿性的精化气而损耗过度的原因。对于此等病证的治疗，绝非骤然单补其阴所能奏效，因阳气失位之地非阴药所能进。正确的治疗次序首在复气，气复其位而后才能阳生阴长。这也是复气论治疗的原理。

总之对于复气理论的掌握，是建立在对中医学“天人合一”思想的深刻体认和对于人体生理病理尤其是元气运动的正确把握之上的。

第九章　复气之总纲

复气总纲：阴阳内守，中气从之，六经守度，气立乃固。

总纲的这十六个字是我这么多年来研习求证中医学之心得精髓！前面我们讲“天人合一”的医学模式时是从天讲到了人、讲到了气。总纲的讲法是从气讲到人再接应到天，是倒过来讲的，为的是符合临证思维。这么讲有一个非常大的好处：能在初学者的头脑中形成一个对人体元气运动的立体认识。这个元气运动的立体模型是整体性的，包括了元气在体内的分布、运动、转化、循环。当我们再把这个元气运动场放到天地自然间去考察时，一个“天人相应”的医学模型就摆在你面前！正如我们前面所论述的，这种把“天人相应”一统于气，进而追求“天人合一”的医学模式是《黄帝内经》一脉传承下来的中医理法精髓！

复气十六字口诀显示的是在天、人、地这三才中人体元气运动的一个生理模式。元气运动本身就是生命运动的一种表达，人短暂的一生只是在漫长的生命进程中天地间气在人体内暂时的交流、聚合、转化、循环。

接下来我详细地解释一下复气的十六字口诀。

一、阴阳内守

阴阳内守是指先天的元气运动。一气分阴阳，互根互用，这是生命运动的基础。先天元气易敛不易显，治疗中当时时刻刻小心固护。临床上这一层气的最初病理表现为元气的极端走向，原本的一团内敛融合的元气表现出或阴或阳的极性，甚或已走完它病理反应路程而浮越于体表，这种情况若经过及时准确的复气治疗还是有可能回复过来的，所以大家当重点关注；中期的表现是人体真藏气的显露；晚期的表现是阴阳离绝，气散形亡。

二、中气从之

中气从之是指后天的元气运动。按复气论对元气系统的划分，我们诊察中气从体外到体内主要察看第一系统表部元气及上中下三焦为中心的元气状态；从里向外看是诊察脏腑之气汇聚到中焦时的变化状态。因为在形位上，脏腑之气在中焦会有集中表现，正因为这个缘故，我们常说“脾胃聚中州以灌溉四脏”，病人“有胃气则生，无胃气则死”。胃气的有无绝不是一个简单的食欲有无的问题，这是中气强弱存亡的问题，也就是人后天元气强弱存亡的问题。

中气从里往外看，主要包含第二系统中脏腑的生发之气；从外往里看，中气包含第一系统中焦之气跟第三系统脾胃本脏气构成的那股运化之气。所以中气的问题说简单也简单，就是指后天元气，说复杂也真的很复杂，它的构成有很多股。所以我的复气辨证法驭繁从简，诊察中气但以察元气的第一系统为代表，因为第一系统元气运动状况是中气运动的一个窗口。

三、从之

这是指在先天元气运动的基础上，后天元气开始了它的生化运动。后天元气的这种生化运动是体内诸气生成的前提，是体内精、血、津液等其他精微物质合成的前提。我们的身体必是待中气充足之后三焦之气才能充盈，元气才能流转周身，生化不息，生命才有根有本。

四、六经守度

这里的六经是沿用了《伤寒论》的六经概念。六经是先将后天之气分作了阴气、阳气后再以三阴、三阳的模式在体内相应的脏腑经络中进行转化循环的这么一个气的开放性的生成转变过程。这就是我们常说的气化的具体形式。

1. 从形式结构上讲

六经是人体精气在脏腑、经脉中运化时形成的精气、脏腑、经络、形体的统一体。在这种结构模型中，脏腑生发出的元气运行弥漫到三焦形成元气第一系统并成为脏腑的外围屏障。在这个过程中，元气汇冲到三焦之前，在经脉中的经气形成了脏腑的里层屏障，六经的这种结构形式在调治内伤气机和脏腑五行本体时是非常重要的。

2. 从气讲

六经是元气在三阴三阳这个层次上的表达。在这里，三阴是对阴气的分解与综合，三阳是对阳气的分解与综合。三阴中太阴为开，少阴为枢，厥阴为合；三阳中太阳为开，少阳为枢，阳明为合。三阴三阳的这种开、合、枢分治使得我们对阴气阳气进行精细调治成为了可能。

形气结合，乃能完成六经的气化作用。六经这种气化作用有力地支持着元气系统的运动，六经的结构也成为了元气系统的内结构。正因为如此，六经是人体病理生理上从无形的元气病变到有形的脏器病变的一个中间状态，所以守六经治既可滑向无形的元气，又可以滑向有形的脏腑。

六经守度指体内三阴三阳开合有度，气化正常。若这里只言度，则这个度是受制约于天人相应的整体平衡；若讲守度，则这个度体现在人机运动。阴阳内在开合有度，这样元气才能顺利地从本脏开始生发、游行充盈于经络、形体之间。如此整个六经系统形气相成，脏腑经气形体之间恰似藤蔓春生。

五、气立乃固

气立乃固是总持的说法，描述的是人处在能与天和谐有度从己的相应乃至合一的状态。气立是人在自然之中人作为物之自己，天地自然之气作用于人体，并在人体生命力上的表达。因为气立的存在，人时刻处在“天人相应”的状态下，人时刻都在天地大循环的影响下。依复气疗法本义，人体若阴阳内守，中气从之，六经守度则人体之气自能处在与自然之气的和谐交流之中，这是保命愈疾，到达“天人合一”最高境界的必经前路。

总纲建立了一个“天人相应”的元气运动模型。复气的诊断、治疗悉皆本此。

讲解完复气的总纲领后，我们再谈一谈复气的意义和学习方法。我的这个复气辨证及治疗方法是我在研习、体悟、实践《黄帝内经》为主的医学典籍后，对中医突然有所感悟而实践出来的。我想通过复气，从调治元气入手，展示如何用中医学形而上之道治疗具体的疾病。因为我觉得这是中医学的原初魅力，以无形统摄有形，是“道”在医学上的实践，这个是其他医学所不能比拟的。

复气辨证重视的是气的变动，一般人体气的变动是要早于脏腑形体的器质性病变，因为这个原理，所以复气辨证还可以用来诊察未病。

复气治疗首重调机，调机治疗治的是元气运动中形成的枢结，枢结解开，元气运动才能复原，用的是巧劲。所以复气疗法对治疗大多数疾病而言，一般并未直接去针对疾病治疗，但疾病往往在复气的过程中自愈了，这是元气对身体的自然统摄作用。正因为复气疗法能有效调复和固摄身中元气，所以我在临床上对于一些一时不能彻底治愈的疑难病、危重病，就用复气疗法以调护固摄其元气保命，从而求得更多的治疗时间。

学习复气论，当从总纲入手，应该仔细体认这个复气的总纲领，在心里形成一个“天人合一”的元气运动模型。这是学习复气论的第一步。总纲显示的元气运动模型不仅仅是单为复气而设，十六字诀是从《黄帝内经》一脉传承下来的中医学缩影，是整个中医学理论大厦的框架结构，任何一个中医学派的理论在这个结构中都有它相应的位置。正因为这个道理，学习复气论的第二步就有两种路径可循：第一种是广泛学习后世中医先贤的理论著作，填充到自己的那个框架结构中去，后世很多著作都理法方药俱备，学习后拿来就能用，心中有了复气论的框架后用得就更准。第二种是直接从观察元气运动入手，按当时疾病的元气状态依总纲从阴阳、中气、六经各个层次学习对元气的调复。这种学习法是螺旋上升式的，当你临证觉得有所不能调治的时候，只需沿着复气的思路一味深入，你对人体的了解自然就会进入到一个新的境界——你已开始尝试学习对体内除元气以外其他精微物质的调控。这种学习方法是从最根本的东西开始掌握，所以你的医术会长进很快！这样一步一个脚印地临证实践下去，自然会窥得中医学全貌。

当然，学习中医的方法有很多很多，我回头看看，学中医若从复气论开始，就好比在中医的大观园里找到了条游园的路。

第十章 神机 气立 人机

如果有人问我医学研究的是什么？那么我会告诉他医学研究的是生命现象！如果有人问祖国医学研究的核心是什么？那么我会非常明确地告诉他，祖国医学研究的核心是人体的“神机”、“气立”、“人机”。这是“天人合一”医学模式得以成立的内在条件。中医学理论最核心最核心的秘密只此六字，别无余意！

一块石头在旷野中逐渐风化，这个风化过程与我们的生命过程似乎有许多相同之处，但这块石头不具备“气立”；一片郁郁葱葱的树林具备了“气立”，但它却没有“神机”；而我们人——只在他作为一个活的生命体时则“神机”、“气立”二者皆备。故《素问·六微旨大论》说：“出入废则神机化灭，升降息则气立孤危。故非出入，则无以生长壮老已；非升降，则无以生长化收藏。是以升降出入，无器不有。”这里生长壮老已指的是生命，生长化收藏指的是物。那“人机”是什么呢？人机是人气之机，是肉体自身的生命表现，人机是以阴阳运动为根基的。人机蕴含在神机与气立之中，当一个人神志过用或身体的气场不能与天地间的气场和谐相应时，人机才会显露出来。

“气立”侧重研究生命体在与自然界的交流过程中组成生命体本身之物质场与天地自然气场间的关系，研究的是天道作用于人身的规律。气立是自然所赋予一切生命的。“神机”则侧重研究神识对形体的影响及神识自身的运动规律。

"人机"侧重研究组成个体生命物质的本身在生命运动中的变化规律。

"神机"、"气立"、"人机"解释了这个人为什么是活的？解释了人为什么会想、会思考？当然还有人怎么会生病？生病时形神方面的内在机理是什么？"神机"、"气立"、"人机"回答了对于一堆同人体一样的化学元素为什么我们可以让它们发生化学反应却不能把它们合成一个人。

"神机"、"气立"、"人机"是人体生命力的具体表现，是构成生命体的核心动力部分。伟大的祖国医学对生命现象的解释到此为止！若要问"神机"与"气立"的背后是什么？这可是那个困扰了全人类很多年很多年，很多很多人都想知道，很多很多人都试图解答的问题——最初的生命是从哪里来的？或者说我们人类是从哪里来的？要到哪里去？再往后问就是物质的起源，宇宙的起源。

许多的传说都认为是神或者说是上帝创造了万物。祖国医学里没有上帝，巧合的是我们的传世巨著《黄帝内经》重点阐释的是神！前面我们也曾说过神可能是自然界生命进化到目前的最高产物，不过此"神"想来非彼"神"。当然《黄帝内经》同时重点阐述的还有气！"神机"、"气立"、"人机"主要体现在神和气于人体中的运动规律，这也是构成生命体物质活动的具体表现。组成生命体的这些物质基础在中医学里按其形态结构可以表现为三个层次的东西：一是精、气、神、经络等，这是无形的；二是血液、湿水津液、骨髓等，这是液态的；三是皮肤、肌肉、筋脉、骨骼、脏腑等，这是固态的。对于神和气两者，虽然都是祖国医学研究的重点，但《黄帝内经》用更多的文字去阐述了气。这也不难理解，因为神虽玄乎奥妙，但修养之道只在于"恬淡虚无，精神内守”八字之中。而气既是形、神活动的直接能量来源，也是形、神与自然之间进行物质能量信息交换的载体和中介体。不管人体罹患何种疾病都与之戚戚相关。所以《黄帝内经·素问·阴阳别论篇》说：“别于阳者，知病所处。别于阴者，知死生之期。”我觉得这是《内经》中最高深的诊断法。这里的阳指阳气，阴指阴气，循着阳气的所过路径，看阳气的状态可以诊察病变的部位；判断体内阴气的多寡可以预期生命的长短。当然我这里只是简单地说一下，深入的讲要涉及很多的东西，但总的还是不能脱离“神机”、“气立”、“人机”去讲。当然“神机”、“气立”、“人机”更是《黄帝内经》阐释的“天人合一”医学模式中神气运动的核心内容。

第十一章　一气分阴阳——中医学对生命运动的核心认识

复气疗法首重“阴阳内守”，那么什么是阴阳呢？在这里我谈一点自己的认识。阴阳的概念很大，大到可以包容世界上的万事万物。以致有人若要问你整个中医学在讲什么？你也可以告诉他说中医学一言以蔽之：“阴阳而已。”那么这里有一个非常重要的问题就来了，我会问你，你说的阴阳是一个哲学概念呢，还是一个物质概念？一般的认识认为，阴阳是古代哲学的一对范畴。阴阳学说是我国古代的一种哲学理论。阴阳学说研究的是阴阳的内涵及其运动变化规律，并以此阐释宇宙间万事万物的发生、发展和变化。阴阳学说是古人探求宇宙本源和解释宇宙变化的一种世界观和方法论。这当然是非常正确的。我常思考的是，我们的祖先是先有了关于阴阳的哲学概念呢，还是先认识了阴阳这两种最基本的物质？我认为是我们的祖先先认识了阴阳这两种最基本的物质，而后才抽象出阴阳的概念。因为按中国的传统，阴阳是组成这世界的最基本物质，所以阴阳的特性可以外延到万事万物。所以当你说中医学一言以蔽之“阴阳而已”时，首先说的是人体阴阳的物质属性，即构成人体的阴气和阳气的实体，再则是阴气阳气的运动规律，而不是一个哲学范畴或方法论，更不是一个空观念。

阴阳，在我们的体内来讲是一气分阴阳。人身元气常分作阴气和阳气两部分，阴气阳气合和成为一股元气。当我们在体内或病人身上察觉到明显的阴气或阳气时，说明这一股元气在其运动中有所偏差分离，已不处在负阴抱阳的冲和状态。元气负阴抱阳的冲和状态是元气的最佳状态。“一气分阴阳”或者说“阴阳和合成气”的阴阳运动是当下生命体最本源最基础的运动，那是生命力的表现。在阴气和阳气的螺旋交合运动中，我们可以奇妙地看到“生”和“死”是同是存在着的，阴阳和合则人生，阴阳离绝则人死。所以自古中医就把调整阴阳作为指导治疗的基本大法、最高原则。黄老之学教化子民养生延年亦是令众人要抱元守一、无为而使人形神皆养，道理就在这里。

生命之所以称之为生命，它有别于一般物的显著特点就在于它表现出的活力，这个活力是由于人体内阴气阳气和神的运动所造成的。在人身，阴气是比较难调治的，目前临床上大多数医家调治的只是阳气。

这里我也谈一点我对人身阳气的认识：对于阳气，很多人甚至是一些中医大夫都有这样的错误认识，常把火气大、声粗气壮面红的表现看作是阳气旺，这是一个想当然的错误认识。阳气乃人身之正气，是必清必静之气，是温润之气，绝非暴戾之气。上面这些症状的出现，表面上是阳气亢奋，实质是阳气瘀阻。深层次讲，从气之生成来看是人身阳气不能兼化后天的阴质，从气之转化来讲存在着阴气不能转化成阳气的问题。这类人通常慢慢就会出现下肢冰冷，手脚从易出汗变得干燥异常之类的体征。医治之法首当调机复气，令体内湿气来复。

我们讲一气分阴阳，阴阳之气在生理状态下是相抱相守、螺旋式的前进。那么阴阳之气在病理上是如何的一个变化呢？我们说一个健康人，按照一般的发病顺序，只有当元气场的结构发生紊乱或塌陷后，阴阳二气才得以在形证脉上表现出来。阴阳二气的转变存在于以气机外伤为开始的一般规律是：当一个外感六淫之邪，特别是寒邪持续存在时，身体对此反应的第一个阶段并不是邪进正退，而是随着邪气由表入里地层层深入，身体会调动全身的阳气从里向外层层外透。阳气的这种外透一则是为拒邪于外，一则是为维系机体正常的工作。在伤于寒邪的这个过程中，人体阴气一般是不断地转化为阳气，结果是阴气持续被消耗，身体最终呈现出一种阳浮于外、阴亏于内，邪正分进或邪正相持的局面。因为元气不能守位，人体内部就好像被掏空了般，变作一个空壳，导致身体表现出的外证都会呈现为一种假象。当然，此种情况亦有因情志损伤而直接造成的，因为情志可以伤及神气。阴阳的这种反常布局在内伤疾病中是出现得比较多的一种病理状态，而且此种病理状态下，医者往往不能察觉到该患者有外伤气机的存在。元气这种反常局面是复气治疗的的证。对于此种局面，医者若不能及时准确有力地进行复气治疗，病情将会变得越来越迷离复杂，晚期结局都是一样的，那就是阴气阳气逐渐走完自己的病理反应过程，身体靠后天中气得以暂存，但不久就阴阳离绝，精绝气散形亡。这种反常局面最常见于一些常年用皮质激素的病人，典型例子如红斑狼疮的病理进程。

第十二章　三焦实质——一个独立而开放的元气系统

中医学对三焦究竟是一个什么样的器官一直以来争论都很大，众说纷纭，莫衷一是。而在复气论里，我们可以清晰地看到三焦的面目。

让我们先来看看三焦最初是如何形成的。由脏腑生成的元气通过十二经脉输送到达肌表后，充沛剩余的元气由体表反聚于体内形成了上中下三个气海，气海充盈后气再次向体内外待命传输，这个元气的集合就构成了“三焦”。

所以，三焦的实质就是一个“气腑”。三焦等同于我们对元气系统进行三级划分中的元气的第一系统。这个系统具有六腑的功能特征，它是后天元气在体内积聚和使用的综合。

三焦是我们人体中元气相对集聚的地方，当元气不够形神使用时，就会由之前集聚在三焦中的元气不断地输送补充过去。三焦就像元气的一个储备库，身体应激用气时一般先从这里抽调。

三焦是由元气汇聚形成的一个“气海”，在它外围弥漫周身的元气好比是河川。三焦中心所存聚的元气与它外围的元气组成了元气的第一系统。中心与外围的元气有一个势差，外围的元气与中心的元气时刻处在一种消长平衡之中。三焦所消耗的元气是由第二系统进行不断补充的。三焦能够储存一定量的元气是第一系统能够运转起来并发挥功能的前提。

三焦因为是由元气聚而形成的，所以它只存在于活体结构中。之所以称作三焦，是因为这个气场结构是由三部分组成的。在形体结构上，膈上的胸中为上焦，膻中穴是它的核心；脐以下的小腹内为下焦，关元穴是它的核心；中间胃脘部为中焦，中脘是它的核心。

三焦聚成以后，它所聚元气首先是对它周围的脏器发生作用，三焦之气会强有力地支持影响邻近脏腑的功能活动，所以，在临床上当我们通过三焦的三个核心诊察元气虚实时，可以观察到三焦在身体的表现经常会与邻近脏腑功能活动相夹杂联系。这也是我们能依据三焦虚实进行复气治病的理论基础。

三焦在对具体脏腑的功能影响上表现为：上焦元气的强弱影响着心肺的功能，影响宗气的生成。中焦所聚元气习惯上称为“中气”、“胃气”。这里是诊察后天阳气的主要窗口，《黄帝内经·素问·阴阳别论》云“阳者，胃脘之阳也”，即是此意。中焦还是第二系统中以太阴之气为代表的一个与外界相联系的窗口，这对调治五行之气有重要意义。我们平时习惯称中焦是营卫之所出，这也是偏向于在元气第二系统层面上讲的。从后天元气的来源上讲，中焦之气充足与否也是第一系统能否顺利运转的关键一步，因为这关乎到气之生成，所以常称中焦是后天之本。中焦是能让元气运动模型中“中气从之”的重要据点。由此我们不难看出，能否守住中焦，或对中焦元气的调护收放自如，在复气治病中那是多么多么重要！下焦是卫气所出的地方，卫气的发源处虽然是在处于下面的下焦，但它却是一路主要直接到达肌表的元气，外邪侵袭时常会伤耗这路气，所以这路元气有卫气之名。很多人会有这样的体会，运动后出了一身汗，一开始觉得神清气爽，身体感到很舒服，但休息一会儿后突然就觉得小腹内作痛，这就是伤了卫气的表现。一开始的神清气爽、身体舒坦感是因为运动后卫气发散、气机通畅之故，但气发散多了就伤气，所以卫气所处的小腹部位实体失去气的温煦濡养，自然就跟着作痛了。同理，气机外伤时也会表现在这个地方。

如上所述，三焦就是一个“气腑”，所以三焦只能存在于活的生命体中。从第一系统的整个功能结构上来看，三焦的确是“元气之别使”。三焦积聚元气，所以它有如五脏一般的藏精气作用；三焦所蓄元气不停地支持着形神的活动，所以它又有如腑一般施泄的作用；所以三焦更像是一个“奇恒之腑”，只不过三焦只是水液通行的道路，不像其他奇恒之腑那般存储阴液精华。作为一个狭义的元气系统，三焦独立而又开放，它纯粹地存在于人身广义元气系统的第一系统之中，所以它也是一个“孤府”。

第十三章　元气系统的三级划分

人身元气，一气周流。对于元气运动的认识，既要有整体趋势上的宏观把握，又要有对气运动局部片段的分解认识。所以，我讲元气运动，先从“天人合一”、“天人相应”开始，讲的都是浑圆一气，是为了让初学者对元气运动有个整体性的、统觉上的认知，这是前面几章的内容。接下来我们从辨证应用的角度出发，把元气系统分解成三个部分进行进一步讲解。把浑圆一气分解成三个部分讲，是为了在对气的临证实践上好操作，这样初学者在临证时就能较快地、较清晰地对体内元气的走向趋势、气场布局、功能状态进行识别把握。对大多数人来讲，这是应用复气理论去分析治疗疾病的关键一步。我对元气系统的分法是根据元气的生发、生成、使用这三个阶段，同时结合气在人体上的场布局，将元气系统划分为第一、第二、第三三个相对独立的子系统。利用这三个子系统，复气治疗中对元气各个阶段的调治就能有的放矢。

第一节　元气第一系统

第一系统是元气的存储和使用层。由阴气、阳气合股而成。

此层元气外能至表、内能达里，流溢经络，弥散周身，组成以后天元气为主。

脏腑生成的元气通过经脉输送到达至腠理体表，气到达体表后，部分会在人天气场间的交流中被消耗；余下的元气在机体表部得到充盈之后，复又回聚到三焦的中心。在形神的活动中，三焦所聚元气会随时响应外输以供人体形神活动之应激使用。这个气的消耗回路就构成了元气的第一系统。

这层元气系统的生理特点是：它由脏腑生成，但形成气场后又反过来制约脏腑。这个系统在它生聚成场之后便和脏腑之间形成了一种相辅相成、循环支持、相互制约的关系。

第一系统的这层气是形神活动的直接能量来源，也是身体抵御六淫邪气侵犯的首要屏障。它的病变可以是一个简单的表证，也可能导致全身系统性的重大疾患。

虽然第一系统的气是阴阳合股而成的，但是第一系统病变时，身体一开始并不会表现出明显的阴阳之分。只有当身体骤然遇到非常之邪或气被持久消耗时，阴阳的特性才得以表现出来。

《黄帝内经》云："阳气者，若天与日，失其所则折寿而不彰。"这是第一系统生理病理的生动写照，也是复气治疗背景的生动写照。

第二节　第二系统

第二系统是气的后天生成层。主要体现在中气的运动上。在第二系统里，身体利用自然界的能量物质生产了自身所需的精气。这主要是指身体通过食物、水、空气获得维持身体生长发育活动所必需的能量物质的过程。在这个过程中，人体把自然界的能量物质转化成了形神能直接利用的精气。气在这一层次结合脏腑，向外显示了三阴三阳特性，向内显示了五行生克制化的规律。这里脏气走在里层，三阴三阳走在外层。五行的内在协调运转支撑了三阴三阳对后天“气”、“味”精微物质的运化。第二系统显示了体内后天的气化过程，但它是以先天元气运动为基础的。在这里我们看到，**人体后天是五行生就阴阳，所以临证上常可采用五行的生克制化来调平阴阳，这是临证调理阴阳的一个决窍。**

清楚了第一系统、第二系统后，我们可以看到，传统的八纲辨证、脏腑辨证、六经辨证在气的层次上是可以得到完美统一的，这些问题之后我将进行专门阐述。

我这里再谈一下第一、第二系统的发病规律。一般情况下，病变总是从第一系统开始的，当第一系统受损后，第二系统功能就会相应出现代偿性增强，临床上最常见的例子是一些疾病的早期，如胃溃疡、感冒，病人会觉得异常饥饿，从西医的角度讲是胃酸分泌多了，从复气论角度讲是因为第一系统的元气损耗太多后第二系统代偿性增强后的躯体反应。所以无论中西医哪种疗法，不把第一系统修复，这个病是很难治断根的。如果第一系统严重受损或塌陷，人体就会清楚显露出第二系统的框架特征，这时人体表现出的证候很容易是“假”的。此期临证上最易犯虚虚实实、真真假假之过。当然此期最常见的证候还是《伤寒论》描述的六经证候和脏腑的五行本证。

在第二系统里，调治气的病变和具体的脏腑器官病变时遵循的是“以气养脏”的原则，医家所做的只是尽可能地去恢复元气系统，恢复脏腑的外围气脉气场。恢复元气系统包括恢复气的“机”和“量”这两部分，机是气机，量是元气的厚薄多寡。复气疗法在很多时候只是在给机体的复原创造出一个生生不息的环境，如此自然会激发出人体强大的生命力去抵御外邪和修复受损的脏器组织。

第三节　第三系统

第三系统是气的原始生发层。

对于第三系统，从积气生形的角度来看，这层气属于元气的底层，这层气蕴含在人体所有的有形结构中而又以五脏为核心。此层气与精相续。

相对于第一系统的三焦蓄气来说，第三系统藏贮运转的是脏腑的真脏气、元精。真脏气、元精属人体有形之渐，是生命最核心的部分，是生命力的源头，它的强弱一般与生俱来。如果邪气伤到这一层，那么人体有形诸外的证象就会显现出真脏色、真脏脉、真脏气，病到了这步田地，患者一般已是油尽灯枯，死期可断。

我们在临床上能够对第三系统进行有效治疗的机会不多，早期的治疗成功与否则完全取决于能否对第一、第二系统进行及时正确有效地重建。

临床最应该把握调治第三系统的机会是在第二系统后期、第三系统早期的那段时间，我们在对第一、第二系统有效重建后，一旦浮亢在外的元气开始被重新摄向体内，这时就应抓住时机调复相应脏器的气脉、经筋。若能复气治疗成功，则衰弱的生命体又将重新开始运转。

我曾经受人之托诊治过一个糖尿病末期、多脏器衰竭的老太太。因为一开始没有亲见病人，就先用了调机复气汤为主的方药斡旋治疗。不管什么病，入手先调治病人元气，把病人神气向“天人合一”的方向引，这是复气治疗的大法，也总是没错的。果然，药后病情一度好转，即未再深入治疗。及至一日病又危急，往诊，亲见病人，不觉心中一怔，老太太大肉尽脱，面色乌青，一团怨气，第三系统精气外散，死相毕露。我觉得这人已没有治疗的意义了，果然没几天病人就开始意识模糊，头汗出，齐颈而还，这是绝汗。家属求治，总是受人之托，不得已投吴茱萸汤急急救固厥阴，主药用吴茱萸30g、大枣50g、生姜50g、党参20g，中间还加了野菊花20g以及乌梅之类，用野菊花是救助厥阴之气。这是个续命的方子。病人元气三大系统均已塌陷，真气将竭，阴阳离绝就在眼前。怎么治？我们在复气总纲里说，复气之道是“阴阳内守，中气从之，六经守度”。《内经》云“别于阴者，知死生之期”。厥阴为阴气之合、阳气之根，厥阴里要是没有生机，那就彻底完了！所以我投吴茱萸汤治厥阴以待机转。不可思议的事情终于发生了，药后神回汗止，病人清醒过来了。接着更不可思议的事情发生了，据家属说，老太太清醒过来后觉得药太苦，不肯喝了！我觉得不是这个老太太有个性，而是她放弃了生命。大约过了十几天的样子，有人告诉我老太太前几天已往生极乐了！

通过这个病例我想告诉大家：第一，临证用复气理论指导调治元气是很强大的。第二，即便病情到了第三系统，救治也不是没有可能。

第十四章 元气系统的病理

中医讲气，一般可以结合着脏腑功能、情志活动讲，但这种讲法容易忽略元气作为气这种物质本身所具有的病理生理特点，以及元气系统作为一个系统时，这个系统结构本身所表现出的病理生理特点。总的来说，气与形体的关系是：气强则人强，气弱则人弱，气散则神去形亡。

人身伴随着形神的成长，脏腑生成的元气累积到了一定程度，运转起来后便形成了一个独立的气系统。这个气系统在形成之后便有着独立的功能结构，有着与人体脏腑相兼的生理病理模式。如前所述，气即是人体形、神活动的主要能量来源，又是神——形——自然之间进行物质、能量、交流转换的中介体、平台。气与体内外各级物质形态都有着密切的联系，比如天行六气、营血、精、津液、经络、筋、脉、骨、肉、脏、腑等。元气的生理病理主要体现在元气自身的消长，以及元气与其他物质间的生化关系上；元气系统的生理病理则主要体现在气机运动，以及气场间的交流变化上；在更综合的层次上，气与气系统的生理病理则体现在身体形神的变化上。

我在这里主要是结合人体常见的发病规律和临床诊治顺序，以阐释元气系统的病理为主。人体生病的规律，按元气的系统次序来讲，一般情况下，外感疾病是从第一系统开始，内伤疾病是从第二系统开始，均逐渐向第三系统发展。第一系统和第二系统病变又常互为因果。对于这一点大家应该是很容易理解的，内伤元气的人容易招致外感，外感疾病迁延不愈容易致使元气内伤。病情一旦发展进入到第三系统，后果很严重，这时人体就像一棵大树被连根拔松甚至是被连根拔起了。这个发病顺序是元气系统最常见的传变规律。当第一系统塌陷后人体就会向外显露出第二系统，第二系统塌陷后就会显露出第三系统。当然也有不按这种病理顺序直接损伤第二、第三系统的情况，这常见于一些急重病。发病顺序的不同，主要是因为致病因子的性质不同或强度不同导致的。一般情况下，在疾病的早期，元气并不曾离开它相应的形位，但随着致病因子的层层侵入，系统病变将从第一系统向第三系统逐渐发展，这个过程也就是元气层层离位的过程。阳气在这一过程中的病理常常表现为从气实──→气虚──→戴阳证──→亡阳亡阴这样一个发展过程。这几个证的临床表现在《中医基础学》中讲得很详细，大家可以参考。

在阳气病变的同时，阴气则表现为由亢进到减弱到衰竭这样一个消耗过程。阴阳互根互用，两者的病变是同时发生的。中医常讲以外揣内，元气从第一系统病变到第三系统的过程中，人的形骸大致还是那个形骸，但由形骸向外显露的气色是大不一样的。简单地讲，气敛不浮、五色内含者是病变在第一系统；气浮而尚有升降，五色显而不露者病变在第二系统；气散而无敛、真脏色露是病变在第三系统。气色诊的学习最好找个老师带教一下，看几个典型病人大家就心领神会了，当然这只是从以外揣内的角度来讲的。临床上能熟悉认识元气系统的这个病理过程，对判断疾病的轻重愈后是至关重要的。中医讲治病必求其本，能救护元气就是治本。

第十五章　气机的外伤与内伤

复气的核心是调治人身之元气，目的在于恢复气的位与量。气在人身的形位与气的量是复气治疗的两大要素，也是我们认识元气的两大要素。调复元气的第一步是调治气机。前面我们讲到过人机，说人机会蕴含在神机、气立之中，人机精微，临证需仔细去探究才能被识别，若是人机再加上神机、气立，则确实不容易被人们所把握，但事实上它们就是时刻存在着，三者互为影响。好在人机、气立、神机三者在人体中会综合表现到气机上。我们可以根据气机的运动规律，以人体气场与自然气场之间能否协调交流来求证气立，乃至人机、神机。对于这种病理气机的探求，我们从临证角度出发可以提携纲领地把气机的损伤分为外感与内伤两类。确定气机损伤是处于外伤还是内伤状态，就能给后面的治疗指明方向，这个很重要！

我们重点讨论一下气机的外伤。通常对于一个外感疾病，元气的防御方式是这样的：当一种邪气进入人体或将要侵犯人体时，体内首先对此作出反应的是气，且以第一系统的气为主。身体利用气来保护自己，并把邪气祛出体外或者化解中和这个邪气。在这个过程中，元气运行的方向速度，也就是气势，随着邪气入侵方式的不同，这个元气运行方向可能会发生改变。一般情况下，随着邪气的解去，之后元气就应当自动回复到原来的运行轨道上去。可是当一个比较厉害的邪气持续作用于人体时，或邪气侵袭的部位比较深入时，或侵犯的部位不在气分时，元气会持续离开它原先的运行轨道而随着邪气的性质层层做出相反方向的保护攻击反应。就人体整个元气布局、气势来讲，以上两种情况的结局是不一样的。前种情况，人体或顺利康复。而后者出现时，元气若不能再归复到它原先的运行轨道上来，则通常会出现以下三种转归：一是邪气太盛，元气涣散，这种结局当然很不好，伴随的是死亡；一是邪气已去，但整个元气系统的运行也遭受到了巨大的创伤，元气或已经衰弱不堪，或虽不甚虚弱，但气的运行却是在一条错误的轨道上；一是邪正僵持，人机、气立不再和谐相应，这时元气也是运行在一条病理的轨道上。这些都是许多慢性病久治不愈时元气的病理基础。

至于气机外伤的病变部位，通常可以分作两部分看，一部是有形的病变部位，一部是无形的病变部位，这是很有中医特色的。具体来讲，外伤气机时，机体有形的病变部位首先发生在人体的肌表部，无形的病理变化则发生在人体气场与天地间气场相交处，也就是发生在身体发生天人相应的地方。气机被外伤的病理变化最早表现为自身气场与外界的交流障碍。

对于这些元气的路径、气场的布局已经发生了改变的人，随着时间的推移，这种改变会逐渐的固态化、有形化，这种改变是悄然的，但此种改变最终会显示在患者的心身上。所以经过一段时间后，医者或患者身边的人会突然发现患者的体质或者有些患者的心理情绪状态已然跟从前不同，这种改变当然是属于病态的，而且是患者所身不由己的。到了这个时候，气机的外伤依然是存在着的，但元气系统的病变重点也悄然从气机的外伤滑向了气机的内伤，病症也常表现为一个内伤病。疾病进程中容易混淆的一幕出现了——虽然表现为气机的内伤，但是外伤气机依然是存在着的！

在这阶段的临证上，一般大夫多半只看到气机内伤的一面而易忽略或没有察觉到外伤气机也存在着的一面。临床上若不能正确区分是内伤气机还是外伤气机，那么对于这类病人的治疗将会是越治越复杂。因为处在这种局面下，身体病证的表现是真真假假、虚虚实实、寒热错杂。遇到这种情况，就是那些经验丰富、识证精微，对人体气血有很深了解的医家也会因为治疗上的投鼠忌器、顾此失彼而感到很棘手。

简单的例子，如一个明显有内伤气机的人，元气已浮亢在外，那么人体对清热、解毒、理气之法就会不应。此时假如患者不幸罹患了一种需用清热解毒法去治疗的疾病，接诊医生虽然对病证辨识得很正确，但结果会发现这类病人虽然用了清热解毒的方药，但疗效却不够理想，甚至服药后副反应更大些。这是为什么呢？这就是因为此人元气离位的关系。任何药都不能离开元气的存在而独立起作用，就好像到了疾病的终末期很多药都会无效一样。但是，如果我们知道有复气一说，治疗上首先采用复气的方法，待元气复充以后再用清热解毒法，那疗效就两样了，很多时候你的治疗将是立竿见影的。当然如果病情来的急，我们还可以采用复气法与清热解毒法同时并用的治疗思路。我们上面说的内伤气机病人如果同时还存在气机外伤的话，那么原则上复气治疗的第一步是先调复外伤气机。如果说是由饮食劳倦、七情所伤、房劳等直接导致的气机内伤，那么这个治疗我们可以从阴阳互根、五行生克、六经传变、脏腑体用上去求治，这个内容很多，以后我们会在内伤气机的调复中详细论述。

对外伤气机与内伤气机的识别在复气治疗中意义是重大的，正确的识别决定着调气的方向。能识别气机的外伤与内伤，才能于临证治疗时有目的、有选择、有计划地去恢复整个元气系统，让这个系统回到它原先的状态而正常运转起来。这种复气治疗法可以达到对大多数疾病不用直接去治病而病常能在复气过程中自愈的目的。对于一些疑难病、重病、危病，应用复气一法则可有效维护元气系统的稳定，达到保命全生，争取到更多治疗时间的目的。这些是复气疗法的优势所在。

对内伤气机与外伤气机的识别决定了调气的方向，也就是决定了治病用药的方向。大原则上，外伤气机类疾病总是会有从表而解的治疗过程，内伤气机类疾病则趋向于从里和解。复气是一种兼化的治疗思想，不管我们采用何种治疗策略、手段，只要治疗后能调动体内元气正确地前来相应，那么这个治疗都将是非常有效的。能分清病程中的外伤气机还是内伤气机，是治疗用药能与体内元气相应的前提。但我们要时刻记得，复气治疗是在把人体导向“天人合一”的过程中去，从而恢复病人自身的元气系统。

第十六章　元气的望诊

中医传统四诊“望、闻、问、切”中首推望诊，望而知之谓之神。望诊是很重要的，尤其是在对疾病元气层次的诊察中。进入到复气辨证法的高水平时，医者对于气的认识就不应该存在“思辨”，如果医者对气的诊断总不肯舍弃依据机体外在之表象去辨的途径，那么对诊气之道就不能精细入微。若非在整体观念的指导下去辨证，则只要辨就总会有辨错的时候，而且辨错的往往都是些疑难病证，辨错了还想要去调气治病那就不好办了。复气治疗中治疗的对象是气，所以这就要求医家对气的运动变化规律知道得非常清楚，所以学习复气论者对于元气的望诊之道是要去下大功夫的。

对于望气一道，按我的体会，只要医者肯用心、肯积累，功夫深入到一定的程度自然就会进入到一种“舍辨”的境界。也只有到了“舍辨”的境界，对于辨证之道才会进入自在之门。医者在此“舍辨”境界，对于人体元气的虚、实、寒、热、清、浊、深、浅、开、合、升、降、聚、泄、离、散是慧然独悟，心开志先，一望即知而无与众谋。

望气的要诀是“心开志先，慧然独悟”。这八字诀是《黄帝内经》上教人学习望诊的方法，我在这里郑重地提出来，希望大家一有空就琢磨琢磨这八个字，我相信功夫不负有心人，功夫下到了就一定有收获。人体的证虽然会表现出虚实真假，但对元气来说却没有虚实真假。证之虚实真假出现的根本原因是元气离开了它原来的形位所致，所有这些都是气的表现。事实上，每个人的元气厚薄、分布状态就是那样实实在在地存现在那儿。当然对大多数人而言，这种“望而知之”的水平可能需要一个较长时间的临证实践和一定的领悟能力才能获得，好在绝大多数有心的大夫随着他临床经验的丰富或多或少是可以做到的，比如说对某病有专长的大夫，只需看一眼病人就清楚这个病人是怎么回事，病情是处在什么阶段了，治疗效果如何，愈合如何。这看一眼得来的信息就有望气的成分在内。

望气一法讲究从整体的形气神上去把握人体元气的状态。在整体上以气和色调、精神安定为正常。次看形气之有余不足。有余常是邪气有余，不足是正气不足。若形气有余者，须进一步看此有余元气是有根无根，需防得其假，有余者可泄；若形气不足，则需审察其人里气有无壅滞，形气不足急当补之。通看察气，尤以察气之清透盈实为要诀。元气以清透盈实为佳，晦暗壅滞为背。

望气看完整体，接着可再查局部。复气论察局部元气第一步是察表部元气，表部元气主要查气机，看有无外伤气机的存在。第二步查上中下三焦，主要看三焦中心处元气的厚薄虚实，这些内容以下文章中有专述。当然等这些内容熟练掌握后，还可以进一步往下察看。

我们来举个例子，现在很多“常人”一方面是营养过度，一方面却是伤精耗气过多，所以经常会出现一种元气浮盛于外、精血亏于内的局面。细审这类人，你会觉着没有一种清美感，这是因为其气偏浊或夹晦所致。再者，若按三焦分看的办法，常可诊察到具体的虚变处。

第十七章　第一系统三焦元气的虚实诊断

我们对元气系统的三级划分法是基于对元气生化过程中三个不同阶段的划分，在整个“天人合一”的医学模型中，这三大子系统有着各自稳定的病理模式。这些病理现象的出现既有时间上的先后又有空间次序上的不同，临证上能认清它们所处的层面是有目的有方向地进行复气治疗的前提。为了能使初学者对元气的调治有个具体的认识，接下来我们讨论一下第一系统元气的病理变化。因为对体内已生成的元气来讲，第一系统是调治这部分元气的核心。临床上我们把第一系统元气从外围到中心分作表部和三焦这两部分。关于表部，我会在外伤气机中专章论述，这里重点论述一下三焦。

一、辨上焦元气虚实之脉证形

上焦元气聚集中心为膻中，上焦最具代表性的病证是大气下陷或气郁胸膈。经典的大气下陷证如张锡纯师所述（见附录《医学衷中参西录》大气下泻方）。《黄帝内经·素问·灵兰秘典论》云：“膻中者，臣使之官，喜乐出焉。”临床我们观察到，膻中之气最易为情志所伤，气机伤后会导致气郁胸膈或气泄。当然，气郁胸膈也常有因表证未解，其人气弱，不能疏散外达所致。若上焦气实，气机运转不畅，气郁胸膈则病人常会觉得正胸骨柄后或剑突部堵闷不适，或胸腔内懑闷，甚者烦躁不定，常欲捣其胸上，或入夜周身灼热，盗汗。气虚则见病人短气、息短语弱，夹郁则叹气，常心悸头晕，不耐劳作。

诊上焦脉主候双寸，若脉过本位则当于指下先鉴别滤过脏腑之相兼脉，其后所得正部脉位才是。学者若不能滤过脏腑兼脉，则可细审其人是否有心、肺、胸、脑、头面五官、大小肠、外感病等的体证以鉴别之。

以脉势、脉力论，脉陷者为气虚，鼓指者为气实。假定纯粹是上焦气虚，当不可见脏腑病脉。若只见一侧脉陷，多是虚实夹杂之候。此部脉虚是上焦气虚，脉实是脏腑神气过用或夹有外邪。

凡脉不在本位皆是需复气治疗之明证。诸脉皆准此。

二、辨中焦元气虚实之脉证形

中焦元气聚集的中心是中脘。《黄帝内经·素问·阴阳别论》云："所谓阳者，胃脘之阳也。"此句经文亦可理解为人体后天阳气是以中气为根本的。中气、胃气、中焦之气、脾胃之气事实上细分是有所区别的，但因为都是后天元气的体现，所以临证上均放在同一意义上讲，历来未加以区别。

中焦的实证以气滞多见，但气滞中焦却不一定是实证。中焦元气若很充足的话，那么即使有所积滞也是自己能化开的，所以对于中焦证常须顾虑因虚致实的存在。若因虚致实，通常的理气药只能取效一时，多用是弊大于利，因为攻伐元气对人体是有害的。中焦的虚寒常会导致元气的浮越，这是李东恒先师所论阴火组成成分的一部分。顺带说一句，对《脾胃论》的学习，务必结合着调气看，并在临床能对应着实践，这样才真能看懂，而不会只作字面理解。

中焦气滞证有一种很容易被人忽略的情况，就是由于气机外伤所导致的气滞。若是这种气滞导致的胃脘痞胀痛，则治疗上当先调复外伤气机才有可能彻底治愈，这是本书复气论中特有的，将在后面关于外伤气机的调治中论述。

中焦所候胃气是人体后天的本气，此气是医家用药调气之基础。胃之寒、热、痛、痞、胀、积、聚都有虚实，不作定论，可以以脉为准。

诊中焦脉主要看右关。右关脉若轻取或重按独弱不禁者中虚无疑。若脉来应夹有实邪而不能定其虚实者，一般可按中脘穴附近的肌肤。当查探其处肌力之几何？有无压痛、板滞、条索物？皮肤抵抗力不足，或皮下滞、无弹性者为中虚；压痛者，有结节物者为有邪，或是气血郁结使然。这里需重点提醒的是，我经常发现有患者右关脉是实的，但望诊发现中焦气却是极虚寒的，这个大家需重点注意。在望诊不熟练的情况下，尤其是遇到右关脉独大时需四诊合参，仔细查探，不至误断。

三、辨下焦元气虚实之脉证形

下焦元气聚集的中心是丹田，这里聚藏着后天元气，也是卫气主要的发源地。下焦元气虚弱通常是由于纵欲劳神，或是因为外感邪气后卫气耗伤过多所致。

当下焦元气虚弱时常会表现出以下几种症候：一种是会表现出卫气不足或太阳少阴经气不足的迹象，如很多人小腹时作时止的隐痛或运动后稍受风寒小腹即隐痛不适，乃至腹泻；一种则表现为生殖泌尿功能减弱；另外也有表现为大小肠功能的减弱。

下焦的脉专候在尺部，常以尺脉本部脉的独弱或芤大为虚。弱是因为元气虚，芤大是因为阴虚精亏。

下焦的形证可通过候脐下丹田部位的肌肤来确定。小腹部的肌肤以按之盈实有力、无抵抗为元气充沛，若按之如鼓或松软陷下则为元气亏虚。

按传统习惯，形症层意义上的下焦会有瘀血、宿便、癥瘕等实证，神气层却很少有气实证的出现，估计是元气不嫌多的缘故吧！三焦中就上焦容易出现气实证，那多是情志郁闷导致的气滞。

最后我们谈一下三焦在调复第一系统时的具体应用。在调复第一系统时，我们常把这个系统分作表部跟三焦两部分。其中对表部的治疗主要体现在调理气机上，而三焦作为第一系统元气的储备中心，它的功用主要体现在元气的存储量上，也就是元气的虚实上。三焦中若气虚则我们在治疗中就无处调运元气。从三焦调运元气祛邪是三焦的一个具体应用，如外感表证中简单的一个解表法，我们可以根据三焦的虚实从上中下三焦分别运气以解表。三焦的虚实除了虚实本身会导致身体整个元气布局、系统功能病变外，还会影响邻近脏腑的功能。对于这种情况，我们通过调治三焦就可以达到调治元气、调治脏腑的目的。

第十八章　气机外伤——第一系统表部气机的诊断

第一系统的表部是人体内外气场进行交流的主要部位，我们在调复元气时，诊察表部目的在于判断内外气场的交流是否和谐，也就是在判断天人之间能否正常相应，也就是在判断人体的“气立”是否正常。这个判断主要是看第一系统元气体现在表部的气机运动是否正常。

表部气机失常，临床上在身体形症层最常见的表现就是我们说的外感表证。表证，对于一个中医大夫来说当然是再熟悉不过的了，但临床上确确实实许多大夫把表证给忽略了或者没能认出表证的存在。这是由于对表证认识把握的深度不一样导致的。从气机外伤来判断表证的存在与否是对表证的深层次认识，是属于形气层乃至神气层的认识。通常我们对表证的定义是由于六淫等邪气经皮毛、口鼻侵入机体的初期阶段，卫气抗邪于肌表浅层，临床表现为新起的恶风寒，或恶寒发热，头身疼痛，喷嚏，鼻塞流涕，咽喉痒痛，舌淡红，苔薄，脉浮等。这个症候群的描述是属于形症层的，一般有此典型症状的表证都不容易被错认，但若是在疾病的进程中没有出现典型的临床症状而只是元气抗邪于表时，那么这个表证就很容易为医生所忽略。这种表证的诊断是本书所独有的，它的诊断层次在人体的形气层，这种表证的识别诊断以第一系统表部气机的外伤与否为要点。这个诊断标准相对于形症层的诊断是很超前的，只要人体与天地自然间的气场交流出了障碍，也就是天人之间不能自然的相应，就意味着人体气机被外伤了，只要存在外伤气机，不管有无出现临床症状，我都认为这个患者存在着表证。这个判断方法可以让我们更及时更有的放矢地对元气系统进行调复。不管是形气层面的表证还是形症层面的表证，在治疗上有表证就需先解表，对表证是否已解的判断标准是看外伤气机是否可以调复过来。

事实上，能否对表证进行及时准确的识别，这对于复气治疗，尤其是对于元气第一系统的治疗有着举足轻重的地位！表证不解也就是外伤气机不能调复的话，人体气机是不可能被调顺的。所以我们在临床上一定要意识到表证的重要性，加强对外伤气机的认识。

接下来我们就对表证进行一个详细的分析认识。表证是外邪侵犯人体时或侵犯人体后，身体对这种侵犯刺激的一个形气上的反应。包括两个方面：一方面是形体上的症候群，主要是外感六淫后与之相关的一些症候群，这在临床上是最普通的；另一方面是元气的变动，这是复气论研究的重点。这种元气的变动在外感疾病的整个病程中是出现最早的，也是持续到最晚的，这种元气的变动甚至会存在几年或几十年，引发体内一系列的病理反应，遗患无穷。

我们在概括所有表证的发生中元气的变动规律时会发现，病变初期只是第一系统之气与自然之间的交流发生了障碍，之后更多的时候是由于邪气与身体间的“消长平衡互存”导致了第一系统元气的总体运动方向发生了改变，这时很多病人由于临床上没能表现出常见的“感冒”症状而致使这个表证被医患双方所忽略。有一段时间我在临床上常把这种没有症状的表证向病人解释为“内伤感冒”。“内伤感冒”从病机上讲就是外伤气机。很多慢性病、怪病、疑难病的起因就是因为一个表证未解，就是因为这种外伤气机的存在而引发的。深究其发病规律，开始是由于第一系统元气走向表部的开合失度，之后因为气机没能得到及时的调复，所以病变由第一系统牵涉到第二系统，进而病变由第二系统牵涉到第三系统，波及第三系统时也就意味着整个元气系统都出问题了，从病程上讲，此时已进入到了疾病的终末期。在这个病理进程中，元气系统的病变一般会影响体内血、精、水等其他物质的生化代谢，甚至会影响到神志的活动。若病变波及到体内其他的物质层，则整个身体里所显现出的病机就相当复杂了，简直就是乱麻一团，够大夫去处理的。

但不管是何种疾病，只要它目前不是马上危及生命，只要医者认得它有外伤气机的存在，那么对它的治疗就应该是从调复外伤气机入手。只有当人体的气机被重新理顺，让元气的运行回复到它原先的轨道上去，元气系统重新开始正常运转，天人之间重新开始和谐相应，这样人体的“气立”才有可能被重新建立起来，体内其他物质层的生化才会趋向正常，只有这样体内才会爆发出新的生命力。

我的经验是：当碰上病机复杂的疾病时，入手治疗的第一步可以先判断一下患者是否存在着表证？是否存在着气机的外伤？若有，那就按照复气的方法有目的、有方向地去进行复气治疗，一层层去复原重构元气系统。这样的复气疗法最终的治疗目的是，让患者——阴阳和、病自解。

第十九章　气机外伤的常见临床表现

第一节　气机外伤后的常见症状

我们已经知道，外伤气机的出现是源于第一系统天人相应的气场交流中，气机运动失于调畅所致。常表现为元气第一系统表部气机郁滞。当然，这种气机的郁滞可以是在身体的表部，亦可能是停滞在身体的里部，气机被外伤后随着时间的推移会诱发出形神的一系列变化。那么临证时如何识别这个外伤气机的存在呢？根据我的观察，外伤气机典型的表现当然是出在外感类疾病中。事实上，很多存有外伤气机的疾病往往都会表现出一个慢性病程，气机外伤在慢性病中很多见，可以普遍存在于内外妇儿等各科疾病中。最常见的如迁延不愈的感冒，咳嗽，鼻炎，慢支，哮喘，风湿免疫性疾病，心律失常，慢性胃炎，慢性肠炎，慢性尿路感染，慢性荨麻疹，慢性湿疹，特应性皮炎，反复发作的口腔溃疡，汗出异常，月经不调等等各类疾病。

外伤气机作为一条基本的病机存在于许多病症中，但就其所表现的症状而言，我们若仔细询问，还是会发现一些共同点的。气机外伤的病人除了表现为典型表证外，往往会存在口鼻干燥，劳累后、睡中为甚，或浑身肌肉酸重不适，晨起为甚，活动后减轻；或周身倦怠，烦躁莫名；或身体对外界敏感异常；或胸闷心悸，反复头痛；或稍起居不适即腹泻，泻后即安，反复发作；或月经不调，或经来腹痛、夹有瘀块；或常有一种好像要感冒但又感冒不出来等等的表现。当然，有《伤寒论》所示的六经形证出现时，外伤气机一定是存在的。

第二节　外伤气机脉

对于外伤气机，临证时如果有上述的种种形证表现自然最好，这可以提示我们当前病证中可能有外伤气机的存在；若是没有这些表现时，我们还可以凭脉去识别。事实上，识别是否存在外伤气机，一个可靠的指标还是外伤气机脉。

对外伤气机脉我是花了很多年时间，临证反复实践后确定的。我对外伤气机脉的摸索最早是出于对人迎脉的探究。历代医家都确定人迎脉主外感，但却没有医家把人迎脉具体的脉象、诊法讲出来。人迎脉在部位上有说候在颈部，有说候在左寸，诊法上有左右上下对比着来看的，这些对我们实际操作来说，在细节上还是不够精确的。

从前医家指下的人迎脉究竟是什么样的，我们不得而知，但我所确定的外伤气机脉，从它对外感疾病判断的准确性、先验性来说，是涵括人迎脉的。我发现的这个外伤气机脉很有特征：其形候在左手寸关，其象是寸关俱浮弦或浮紧，要点是寸关脉必是同起伏而连为一部。临证当以此为外伤气机之基准脉。倘若有人外伤气机存在而临床外感表证不明显时，外伤气机脉的浮象相比较有典型外感表证者轻，但终究脉还是浮的。外伤气机脉脉位虽在寸关本位，但脉势上却常有越寸之势在，这又是内伤杂病中所得外伤气机脉的一个特征。我们在临证时若诊得此脉，则无论症状有无，均可认定患者存有气机外伤的问题，对其所求治之疾病治疗一般都应从调复外伤气机开始。

需要注意的是，有时因为身体元气不足，气机外伤的脉象有时不能表现出来，此种情况一旦元气补足后，外伤气机脉就浮现出来了。

第二十章　外伤气机的调复

第一节　调机复气法

《黄帝内经·疏五过论篇》云："治病之道，气内为宝，循求其理，求之不得，过在表里。"这种通过求治表里而使元气复位的办法就是调机复气。

调机是复气疗法的下手功夫。人体的生命运动中存在着三个最重要最根本的机：神机、气立、人机。就作为天地间物的人而言，纯粹地调复外伤气机，调治的就是气立。但作为社会意义的人来说，出现外伤气机时一般总是有内因的，所以有时候调治的同时要稍稍带上人机和神机。所以我常把调治气立分作两部分：第一部分是通过治疗让第一系统元气与天行六气之间能够和谐交流，第二部分是神机、人机与天地自然之气能相应协调。对于第一部分，我们可以通过药物等治疗手段达到，对第二部分最简单有效的办法可以通过传统的无为静养达到。

调机是复气的基础疗法。如前所述，此法的奥秘是调动人体的气机让它去随着天地的气机转，利用天机去带动人机，最终使人机能顺应上天机。若两机出入相合，则身体逐渐趋向进入一种和谐的"天人相应"的状态。天人能相应，气立就稳固。

特别是在对内伤杂病的复气实践中，我们常可遇到这种情况：在进行调机复气的治疗过程中，隐藏在身体内部的矛盾会如抽丝剥茧般层层显露。对此种情况的处理，我一般是在复气的总思路下，身体显哪般我就治哪般。随着治疗的深入，有意思的现象出现了！有些病人的病程在发生逆转！这时病人会明确地告诉你："大夫，这个症状就是我一开始得病时出现的，我一开始得病就是这个症状。"如果病程出现逆转，也就预示着疾病有可能被彻底治愈。

调机复气是复气疗法中至关重要的一步，一个人的元气能不能复原的首要条件，就是此人的气机能不能被调顺。很多时候气机能复，元气就能复。事实也就是这样：在持续的调机作用下，还没等到我要去治疗具体疾病，所患疾病就已经在人体自身的康复能力下自行痊愈了。

第二节　外伤气机调复中的治疗反应

外伤气机在经过我们正确有效的治疗后，绝大多数是可以调复的。调机复气的治疗过程中，我发现会出现一些比较普遍的治疗反应，对这个治疗反应熟悉一下，对大家的施治是有很大帮助的。

总结起来，这些治疗反应主要有：

一、服药后神志安定，气机运动转向，表现为自觉困倦、睡眠加深、睡眠时间延长。

二、服药后周身发热，轻微汗出，进而通体有轻松感；体力开始恢复，能耐风寒。以上一、二两条是身中元气渐充，表证得以解散，第一系统功能开始恢复，元气复位的表现。

三、服药后矢气频频，胃口转佳，大便顺畅，这是第二系统功能增强的缘故。

四、服药后病痛在不知不觉中消失或减轻，这是气机渐复的表现。

五、治疗过程中无明显诱因出现感冒症状，甚至是反复的感冒；或是皮肤出现湿疹、红色斑丘疹、瘀点之类的皮疹，或是口腔出现溃疡，或是舌出现瘀点瘀斑、甚至有满舌青紫的。这是元气抗邪、邪气出表的迹象。

六、部分患者服药后会觉得不思食，胃中轻度作胀，这是先前第二系统有所损伤，服药后胃气渐充、湿气来复之佳象，需向患者解释清楚。

七、出现病程逆转现象，疾病好似在倒着生。有这种契机出现，一定要抓紧施治，不要让疾病再倒还回去。

八、调机复气治疗的反应有时是不可思议的：比如用了赤石脂、龙骨之类的药，纯粹从药物功效上分析是收涩大便的，但用之调机时，病人的大便反而由便秘变得非常通畅。我们并没有去化湿，一调机复气，厚腻的舌苔三五天下来就正常了，恢复得很快。再比如，一些自汗、盗汗的病人用风药去调机，出汗反而止住了，解表药变为了固涩药。调机复气后的反常现象很多，大家可以去观察总结，说它非常是因为这些治疗反应有悖于常法治疗结果，其实一点不反常。调机复气治疗从气、从机，治的不是形症层的东西。治病必求于本，我们这个治疗是更接近于治本的。

第三节　调机复气汤

调机复气汤是我为调复外伤气机而定的，是调复外伤气机的基础方，这个方子最大的功效是调机复气，服后能让人体气场与自然之间的交流趋向和谐。此方随证加减可治疗一切与外伤气机相关的疾病。对于调治内伤气机，亦可用此方转机复气以形成一个人为的气机运动核心，进而随证所示，随证治之，这也是我临床治病常用的办法，可以广泛用于临床各类疾病，验之亦有非常之疗效。

调机复气汤：柴胡　桂枝　防风　赤芍　龙骨　牡蛎

方药释义：《黄帝内经·素问·生气通天论》说阳气浮越失位则"内闭九窍，外壅肌肉，卫气解散"，故用柴胡、桂枝升清降浊，调理阴阳之枢机；用防风治风；赤芍通利血脉，行水道之气化，安抚营气；龙骨收浮越之阳气，牡蛎敛妄动之阴气。诸药同用，能使神安气敛，气机调转，水道疏利，营卫复通，外邪自解。这个方子重在调机。调机之道的奥秘在顺性从机，故用之常有提壶揭盖、四两拨千斤的功效。

又，《素问·生气通天论》云："故风者，百病之始也。清净则肉腠闭拒，虽有大风苛毒，弗之能害，此因时之序也。故病久则传化，上下不并，良医弗为。"临床上想要治疗这个病局也是有可能的，可以顺天运、调人机以复其气，待得天人相应，大气一转，其气乃散，此证便有斡旋之余地。这个证也是调机复气汤的正治。

又，《素问·生气通天论》云："故阳蓄积病死。而阳气当隔，隔者当泻，不及正治，粗乃败之。"对于此种阳气蓄积证，早期可于此方中加桃仁、丹皮等急泻之，而不当待其实变。若外邪已传至肠胃，亦用丹皮、桃仁泻之。

又，调机复气过程中，若气滞在中焦则加黄芩、半夏，气滞在上焦酌加陈皮，这是仲景先师、东垣先师的用药心法！加减必效之剂。

又，下焦空虚见脱可加赤石脂；若见精神衰去，则加五味子，此是定法。这是我的用药心法。

总之，不管外伤气机还是内伤气机，调机复气之要领在于能解结、转滞、收气，引导性命从常，进而归根复气。平常之人身虽有所罹患，但我们这个生命的先天后天气机却未尝停过，若此气机停转则命休矣！通常来说，患者不过是局限之气机壅滞！倘若能借外力使此气机重新转运流通起来，便是枯木逢春！而转运流通之要，首要在于能复其气立。欲复其气立，可从调复外伤气机始。若从外求之不得，当于内调彼神机、人机。若三求不得，元气仍不能与治相应，则败局已定，不必徒劳心思，此病已非复气法所能治！

学者至少要能识得第一系统、第二系统的虚实变化，若识见及此，便是得我心法，任用此方自可左右逢源而化机无限。

第二十一章　药境

第一节　中药药效及使用的层次观

俗话说“单方一味，气死名医”，其实真能碰上这事，那是这个医生的天大造化，但名医肯定是不会被气死的。一来咱们学中医的胸襟都比较宽广，二来他高兴还来不及呢！因为这个名医肯定对这味能治好他治不好疾病的中药非常非常感兴趣，肯定会去刨根问底探个究竟的！但这句话确确实实折射出了中药的复杂和奥妙！

对中药的使用有许多讲法，本章贯之以药境。境是境界、境地的意思，在我看来，对中药的使用随着我们对药物功效理解的深入可以有很多层的境界，医者可以分别到达不同的境地。医者对中药功效的把握存在着不同的层次，也就是意味着同一味中药有着不同生理病理层次上的作用，了解这些不同的层次就是达到了不同的境地。境地无高地，中药不同层次的功效可以相应解决不同层次的健康问题。

现在按常规来说，对一味中药的功效归纳可分作这样几部分：四气五味、归经、功效主治、常规剂量、特殊用法等。这是用药治病的基础，这些药物学知识都来之不易，凝聚了无数先人的心血。临床应用时，不是每味药我们都这么应用，而是每味药各有专长、各有侧重。比如：我们用藁本入厥阴经，白芷入阳明经，柴胡入肝胆经，升麻提气，旋覆花降气，黄连清心火，黄芩清肺火，黄柏清相火，连翘疗疮，夏枯草消疬块，麻黄平喘，马齿苋止痢等等。可见，中药的这些使用要点是跟具体的病症、中医基础理论相匹配的。就像我们在描述“天人相应”的医学模型时一样，大家想象一个立体的人体形气结构，在这个形气结构中，每一味中药在疗效上都有它相对集中的作用区，这就是中药药效及使用在人体的层次，这些是跟人体的生理病理相符合的。

我把这些层次分作五层，它们分别是：神气层，形气层，形证层，形症层，病症层。这五层从无形的神气一直过渡到有形的病症，排列得就像是一个谱。我们用这个谱系去分析治疗疾病时，就会每分析到一个层次我们都有与之相对应的中药，每味中药作用的相对集中区就是我们治疗时针对的那个层次。

对中药所表现出的作用层次的把握，一来可以从历代的文献记载中去归纳总结，二来还是靠临床的实践总结。将来我们可以借助一些设备，比如分析一下中药的气味归经谱，再测一下人体的形气谱，一对合我们就知道该用什么药了。

从药物功效使用的层次观看，一味中药药效的把握至少应该包含如下几个方面：一、药物的传统功效主治。二、药物对神气层的影响。三、药物在人体的主要作用部位和层次。四、部分药物的特殊用法。五、最终会被中医学统摄的化学药理研究。应用于复气治疗则至少要掌握前四种功效。

但不管分层如何，对中医基础理论的深刻把握是用好药物的一个重要前提！

第二节　风药能调神气论

调治神气历来是属于中医学中最深奥的一部分。目前，临床上用中药调治神气一般用的有金石重镇类药、安神类药、疏肝理气类药、补益类药等。很少人会想得到调神气应该用风药。自东垣老人以下能用风药调气的就不多。风药如何能调神气呢？我在复气治疗中，调神气用的就是风药。这是源于我对《内经》的理解和对《脾胃论》的学习。

《黄帝内经·素问·阴阳应象大论》云："东方生风，风生木，木生酸，酸生肝，肝主筋，筋生心，肝主目。其在天为玄，在人为道，在地为化，化生五味。道生智，玄生神，神在天为风，在地为木，在体为筋，在藏为肝，在色为苍，在音为角，在声为呼，在变动为握，在窍为目，在味为酸，在志为怒。怒伤肝，悲胜怒，风伤筋，燥胜风，酸伤筋，辛胜酸。"细品此段经文可知，这个风、木、肝、玄、道、化、智、神的源头本质是同一个东西的不同变化。人生有命，最宝贵的莫过于此生生之机、融融之气，一机一气是神体用的两端。

我也是在调神气的墙门外徘徊良久，一日终于从上述经文悟出独有风药才能调治神气的道理。用风药调神气是玄、道、化之用，是顺其性而调；而用金石类药治神气是逆其性而治。金石类药治神气，要么就是一步到位的重镇，要么就是权宜之计，因为治疗上若不顺神气之性而只知一味蛮横地用金石药重镇，那终究是鲧治洪水，要决堤的。人体与天地相应的生生之机，我们去固护调养尚唯恐不及，又怎么能去一味攻克镇压呢？

所以，我在临证调治神气的法门是先用风药升调以从其性，复用甘酸之品守其中气，稍佐金石类药敛其性，神气乱甚者还当用苦寒之味坚阴去邪热。如此用药，自能复气归根，神归其位。

第三节 复气治疗的常用药物

这节介绍的药物虽不多，却均是我临床复气治疗时的常用药物，这几味药物可以构成调复气机的骨干。

一、柴胡

柴胡：苦平，从阴；苦味平升，阴升则降。这是柴胡一药用来调气时在体内的作用特点，是用好柴胡的一个诀窍。苦味平升是东垣老人的用药心法。从阴，是指柴胡在体内调气，是作用在阴气，柴胡能把体内的阴气升提起来。人体的阴气是先上升再下降以完成它的一个循环，所以说阴升则降。柴胡可以作用于阴气运动的整个过程。柴胡作用于气，归纳起来可以概括为“提升脏腑本源阴气，疏散经络脏腑间浮气”。所以《神农本草经》说柴胡“主心腹，去肠胃中结气、饮食积聚、寒热邪气，推陈致新，除伤寒心下烦热、诸痰热结实、胸中邪气、五脏间游气、大肠停积水胀，及湿痹拘挛”，就是这个道理。这是偏于从病症讲了柴胡的功效，内在机理都是柴胡的起阴气、散浮气。其中“除伤寒心下烦热、诸痰热结实、胸中邪气、五脏间游气、大肠停积水胀，及湿痹拘挛”，就是通过散经络脏腑浮气完成的，气失其乘则有形积滞自下。这个道理的极端例子就是正气虚脱时的滑泄。

古人说“柴胡劫肝阴”，是基于柴胡升阴气、归肝经这个基础。那为什么“柴胡劫肝阴”的说法盛于温病门呢？这是因为温热病容易伤阴。人体在发生温热病的过程中，普遍有伤阴的基础病理背景，而柴胡功擅升调阴气，所以在温热病过程中用柴胡就容易出现伤阴这个现象。外感发热时，特别是少阳证，阴气不足，有升无降，故可用柴胡调转其机以枢解之。少阳证中出现恶寒发热，恶寒是阳气不足的表现，阳气从阴而生，故小柴胡汤用柴胡提阴气的同时必须用生姜、大枣、党参、甘草补中增液以滋化源。因为柴胡是升提阴气的，所以在诸多的柴胡剂中很少有用柴胡配附子、肉桂这么用的，因为这么配走的不是扶助阴气这个路子。与柴胡配伍最多的是甘草，为什么呢？这是甘草能养阴气的缘故！我们看《伤寒论》中柴胡的使用，如小柴胡汤、四逆散、柴胡桂枝干姜汤，都是这种配伍方法，实践的是阴生阳长的路子。至于后世的逍遥散、柴胡疏肝散，则是从肝体阴用阳的角度立法去说，治的要局限些。

南京的黄煌教授著《药证与经方》一书，他总结柴胡的使用指征是“往来寒热与胸胁苦满”。胸胁是肝胆经的循经部位，柴胡主治部位在胸胁，这是柴胡在经脉层次的归经体现，胸胁这个主治部位是我们在体征上可循而得知的。苦满是胀满不适的感觉，也包括局部组织的触摸质韧痛感。对于这种局部组织的触摸质韧痛感，更是典型的由于无形元气病变得不到调复进而导致有形的身体组织病变的过程，这个过程也可以看作是复气治疗的一个病理模型，通过复气治疗逆转这个过程则能很好地体现出复气的学术思想。

我们再来看黄教授描述的柴胡体质：“外观体型中等或偏瘦，面色微暗黄，或青黄色，或青白色，缺乏光泽，肌肉比较坚紧，舌质不淡胖，舌苔正常或偏干，脉象多弦细。病人多情绪化。”这是一个典型的阴分不足的人，所以他会出现柴胡证，治疗需用柴胡走提阴分，但这样的病人一定不是一味柴胡能独治的，光用柴胡走提只是动了气机，若不知根据具体情况去补助阴血的话，那么这个治疗最多只是对证情的短暂缓解。无草之师，要么就是一战而定，否则结局肯定是要愈治愈重的。所以对这类病人的治疗，用柴胡时必定配以芍药、甘草、四物汤之类疗效才会佳。柴胡的这种用法是由柴胡能提阴气决定的，是由阴阳必须互根互用这一基本医理所决定的。

说柴胡提升阴气是从柴胡作用于人体的最深一层而讲，这跟奇恒之腑有关。柴胡能治到奇恒之腑，因为我们前面讲过，奇恒之腑法地主阴。柴胡入胆经，治的是奇恒之腑中的胆，元代王好古《汤液本草》引《珍珠囊》云柴胡“去往来寒热，胆痺非此不能除”，就是这个道理。书中又引《药类法象》“柴胡除虚劳寒热，解肌热，去早晨潮热，妇人产前后必用之药。善除本经头痛，非他药能止。治心下痞，胸膈痛”。从这段话中我们可以得知：柴胡从阴，故柴胡为妇人产前产后必用之药，因妇人以阴血为本；柴胡虽能调阴分之机但不能补阴，所以调经不能独用此，故书中亦言调经当加四物、秦艽、牡丹皮之辈。海藏总结柴胡“能去脏腑内外俱乏，既能引清气上行而顺阳道”。即是说柴胡能调机提升阴气。我们说柴胡提升的是阴气，若是要升阳气，却是不一定要加的，但很多大夫不明白这里的道理。若是要升阳气，用辛甘温之味调补脾胃之气就可以了，因为胃气本性即升腾，补之即可。此时若加柴胡是为了去寒热，不是一定要如现代人所理解的去用柴胡升少阳之气。所以东垣云：“能引清气而行阳道，伤寒外诸药所加，有热则加之，无热则不加。又能引胃气上行，升腾而行春令是也，欲其如此，又何加之。”

《汤液本草》的这些记载更加证明了柴胡之功在于能提阴气；另一方面我也可以总结得知，柴胡在形气上的主治部位确是胸膈心下胁肋部。

我说柴胡散浮气，则是从柴胡治腑的层次讲的。六腑为阳，阳病治阴，柴胡也是常用的，但必须配伍桂枝、半夏之类的阳药效果才宏大。柴胡在六腑层次的主治，因《神农本草经》上的记载，记住四个字就全包括了——推陈致新。柴胡推陈致新而散浮气，这个作用目前临床上用的不多，但在复气治疗中，尤其是在对内外伤气机的调复中却是常用的，是起重要作用的。

调机复气汤用柴胡是用了柴胡升阴气散浮气的作用，从主治部位来讲是气经腑三部同调的作用，虽然这张方子是偏向于调治外伤气机的，但一般服药后病人都外感能解，腑气能通，精神趋向安定，这其中柴胡是起了很大作用的。

最后，我们来总结一下柴胡这味药的作用。柴胡苦平从阴，在气上能升提脏腑本源阴气，疏散脏腑经脉中的浮气；病症上能平寒热，去胸胁胀满，推陈致新。柴胡随经主治部位在胁肋部，随腑主治部位在心下胸膈。

2. 桂枝

桂枝：辛甘，从阳；辛甘平降，阳降则升。桂枝的作用主治使用点有三：一，从元气层次上讲，桂枝作用在阳气。桂枝辛甘平降，能温扶阳气以成其对阳气的收摄之功。二，从经络层讲，桂枝入心经、膀胱经。三，从形证层讲，桂枝能温通血脉，主治部位在下焦。

柴胡与桂枝一阴一阳、一升一降，可以彻内彻外，拨动气机，令元气运行周身，以此调机自有无穷妙义！所以调机复气汤以这两位药作君药。能解表的中药很多，《伤寒论》中就使用过麻黄、防风、葛根、细辛等表药，但仲圣治外感却独用这两位药居多。这个现象大家应当细心地去体会，很有深意的。

临床如何用好桂枝这味药呢？这个我们就必须先理解辛甘平降的含义，辛甘平降是东垣老人的用药心法，它牵涉到一个重大的理论问题。一般人的理解是辛甘发散为阳，也就是说辛甘类药是向外发散的，是升散的。那为何东垣老人说辛甘是平降的呢？辛甘药变成降气药了吗？要理解这个问题还得从天人造化说起：辛甘从阳，阳气法天。在自然界，阳气的本性是升腾的，但若阳升阴降各随其性，则从无。阳自升阴自降则天地之气不能交泰，天地之气不交泰则六气无以形成，万物不能成就，故曰从无。从无，在人体则表现为阴阳离绝、生机化灭。自然界是阳先降而后升、阴先升而后降，如此完成了一个气的转化循环，这样就造就了天地间六气氤氲，生命盛昌。我们人体内的阳气也是先下降然后再上升以成其一个循环。辛甘从阳，辛甘之味能补助人体阳气，顺循着体内阳气走，所以说辛甘平降。况且辛能润，甘能缓，辛甘同用则体内阳气化生，恰如甘露之布施。

《汤液本草》引《珍珠囊》云："秋冬治下部腹痛，非桂不能止也。"这里有三层意思，一是秋冬人气在里，首先用桂枝辛甘平降，收气入里，是不伐天和。二是此处止痛是用了桂枝温通之力。三是桂枝辛甘平降，从阳气入得下焦，可以借此为引经之用。传统认为，桂枝气薄走四肢，肉桂味厚入下焦，这是纯粹地讲。然则桂枝之味亦入得下焦，肉桂之气亦得走四肢，两物各有侧重而已，临证可随证选用，不必纠结于此。

桂枝这味药是辛甘平降的典型，在《药证与经方》一书中总结桂枝的使用指征是“气上冲”。“气上冲”是一个症状性描述，这个症状的出现不是气机的逆乱，而是元气不相连续时的自救。所以黄煌教授认为，桂枝证的出现与大量的出汗有关。大量的出汗则气液两伤，而且先伤的是卫气。卫气出下焦，所以桂枝证的这个“气上冲”多是从小腹部开始的。黄教授描述，桂枝体质的人是“肤色白而缺乏红光，皮肤湿润而不干燥，体型偏瘦的多，肌肉比较坚紧，一般无浮肿，腹部平，腹部肌肉较硬而缺乏底力，如同鼓皮，严重者腹部扁平而两腹直肌拘急”。从这个描述中可知，桂枝体质的人阴气也是内亏的，而且有卫气不固，小腹部的拘急是下焦元气不足的形体表现。桂枝主治这个“气上冲”即是辛甘平降的体现。“皮肤湿润而不干燥”，说明这个人的表部气机是散的，桂枝能治这个证况是由于桂枝温扶阳气而又有收摄之力。体型偏瘦、肌肉坚紧，说明这种人阴不足而易夹瘀，桂枝能通血脉故能治之，但这种化瘀治疗是有选择性的，需注意药物配伍，比如桃核承气汤。

在复气治疗中，桂枝的作用是温助第一系统元气，收摄第二系统元气。在元气系统的三级病理中，当第一系统元气结构塌陷后，元气的第二系统就应位显露，中气浮露于外，此时的正确治疗应该是辛甘温之品温补摄纳，收敛运化中气。桂枝汤系列、补中益气汤是治疗此种情况的代表方剂。

桂枝调治的是阳气之机，桂枝温补阳气又温通血脉，所以没有寒邪的人用桂枝容易动血。阳气的变动易导致体内阴气的变动及水液代谢的紊乱。阴气耗伤以后，体内容易致瘀，水液代谢停滞则容易出现痰饮、水湿停顿。临证遇见这两方面的问题时，要考虑是否有阳气变动的始作原因在内。针对这些问题使用桂枝时，常可配伍活血化瘀类药物或化湿利水类药物，而这又是桂枝在调治内伤杂病时的一个主要作用。

3. 防风

防风这味药是治风之本药，常被誉为风药中之润剂。我在复气治疗中应用防风的目的很简单，就是祛风。我们常说，风为百病之长，风能胜湿，凡外感疾病夹有风邪或体内因湿邪弥漫导致气机困顿者皆可用之。《药类法象》云："治风通用，泻肺实，散头目中滞气，除上焦风邪之仙药也。误服泻人上焦元气。"可见，防风虽为治风的通剂、润剂，但也是不能轻用的，使用防风时一定是人体中了风邪。那么使用方法的关键就是需认得这个风邪。一般来说，对于有明显症状的外感表证，或者风湿痹痛或者破伤风证之类有形体层症状表现的患者是很容易辨认的，使用防风是没有问题。关键是那些没有形体表现却中有风邪的病证，这个风邪靠什么去识别？我的经验是凭脉！靠特征性的脉象，我们可以在第一时间判断这个人是否中了风邪。纯粹肌表中了风邪的脉是浮缓脉，外伤气机的脉也是中有风邪的。但风邪要是入了里，混杂于气血、盘踞在脏腑，则很不容易判断，大家可试从脉之神气中去探求。

调机复气汤用防风治的风邪是在表部或气分，用此汤顺势调机、催动元气，常可把所中风邪驱散于体外。

4. 芍药

芍药这味药目前临床常用的有赤芍药、白芍药两种。通常认为赤芍药味苦，微寒，归肝经。功能清热凉血，散瘀止痛。常用于温毒发斑，血热吐衄；目赤肿痛，痈肿疮疡；肝郁胁痛，经闭痛经；癥瘕腹痛，跌打损伤等。而白芍药味苦酸、微寒，归肝脾经。功能养血敛阴，柔肝止痛，平抑肝阳。主要用于肝血亏虚，月经不调；肝脾不和，胸胁脘腹疼痛，四肢挛急疼痛；肝阳上亢，头痛眩晕等。根据芍药的这些主治功能，我们可以概括出芍药的主治部位在阴血筋脉，偏向于机体的有形层次。

《药证与经方》一书中总结芍药的使用指征，认为芍药的药证是主治急痛，包括以脚挛急、肌肉痉挛、腹痛为主诉的疾病。另外，指出芍药可以利小便，动大便，止血。可见芍药在临床病症层次的功效主药是止痛。

《汤液本草》引《药类法象》云芍药："补中焦药。得炙甘草为佐，治腹中痛。"指出治腹痛夏加黄芩冬加桂，是止腹痛神剂。该书又引《用药心法》说芍药是："脾经之药，收阴气，能除腹痛，酸以收之，扶阳而收阴气，泻邪气，扶阴。与生姜同用，温经散湿通塞，利腹中痛，胃气不通，肺燥气热。酸收甘缓，下利必用之药。"可见芍药是个中焦药，功效上也是用来对症止痛和养阴的。而对芍药功效主治描述最全的要数《神农本草经》，说芍药："主邪气腹痛，除血痹。破坚积、寒热疝瘕，止痛，利小便，益气，通顺血脉，缓中，散恶血，逐贼血。去水气，利膀胱。"

我觉得芍药是味在气味上很特别的药，虽然白芍多脂养阴血，赤芍坚松疏利血脉，但不管白芍、赤芍，它的味是不怎么酸的，而是气酸。《伤寒论》用桂枝汤调和营卫疗太阳中风，就是用的芍药之酸收治这个中风自汗出，作用部位是营气。桂枝汤这张方子，组方从药物性能配伍上讲，辛甘酸寒并用是阴阳互根，自成牝牡；从人体生理角度讲，它建立在人体“阴阳内守，中气从之”这个基础上。方中用姜枣草补助后天中气之升发，用桂枝辛甘温调阳气，用芍药之气酸收敛营气，益阴气。该方既是补虚之剂又是祛邪之药，故历来被称之为是群方之祖，在复气治疗中我们可以用桂枝汤来调治第一系统和第二系统气血。我常说桂枝汤调阳、小柴胡汤调阴，补中益气汤、逍遥散是两方的变化，就是从人体气血化这个角度讲的。桂枝汤调和营卫的功效显示了芍药在形气层的用法，即芍药能调营气。所以芍药这味药的核心功效就是“调补营气”。《内经》上讲人体营气不从、逆于腠理就要生疔疮痈疖之疾，所以外科治疗疮、温病疗斑疹都用芍药。不通则痛，营气不调，络脉不畅则四肢筋肉麻木疼痛，故芍药能治急痛；营弱则血虚，所以芍药能补阴血；心肝脾三脏以血为体，芍药补脾、平肝、养心，独用此一味即可三脏同治。以上芍药所有的这些功效均建立在芍药调补营气的基础上。

东垣老人言芍药能停湿利水，很多人弄不明白。张锡纯师在《医学衷中参西录》中则盛赞芍药是治阴虚有热而小便不利的良药。这又如何理解呢？同时还包括《神农本草经》芍药的主治条“主邪气腹痛，除血痹。破坚积、寒热疝瘕，止痛，利小便，益气，通顺血脉，缓中，散恶血，逐贼血。去水气，利膀胱”。其实这些功效的实现也都是通过芍药在经络血脉层调补营气这一功效。《内经》描述水液代谢的通道“饮入于胃，游溢精气，上输于脾，脾气散精，上归于肺，通调水道，上输膀胱，水津四布，五经并行”，芍药调补营气就是顺着这条通道走的气化之路。芍药能在这个过程中起停湿的作用，使水液代谢趋向正常。湿是水的弥散状态，停湿很形象地说明了芍药能令湿气不四处弥散泛滥而归于水道。所以说芍药能停湿，这是针对水湿气化而言的。

我们总结芍药补阴血，柔肝，补中，止急痛，利小便，动大便，这都是建立在调补营气这一核心功效的基础上实现的。而我在复气治疗中用芍药目的就一个——调补营气。调机复气汤用芍药也是基于此，桂枝配芍药调阳气，并能调和营卫、坚固第一系统表部；柴胡合芍药能安阴血。三药同用能令阴阳和，血气各守其乡。

5. 丹皮

丹皮这味药对气的作用与芍药类似，都能敛气，其收敛元气的强度要比芍药更胜一筹。一般认为，丹皮苦甘微寒，其实丹皮的气是极酸极寒的。我在复气治疗中常用丹皮凉血散血、清气收气。丹皮专走血分，因其敛阴收气清热而能安定神志，《汤液本草》引易老云“治神志不足，神不足者手少阴，志不足者足少阴，故仲景八味丸用之”。各中道理学者当深思，这里有个重要的理法在内，我们在讨论调治内伤气机时会详细叙述。

通常认为，丹皮功能清热凉血、活血化瘀，常用于温毒发斑，血热吐衄，温病中的无汗骨蒸，血滞经闭、痛经，跌打伤痛，痈肿疮毒。其实这些功效都不出丹皮清气收气、凉血散血、专走血分之能力范围。

丹皮在形症层有一个重要的功效，如今临床上基本被忽视了，这可能跟时下医家重视脏腑辨证有关系。这个功效就是丹皮能祛肠胃之瘀滞及积血。这个功效太有用了，在对元气的第二系统的复气治疗中会被经常用到。《药类法象》云：“治肠胃积血，及衄血、吐血必用之药。”《神农本草经》云：“主寒热、中风、瘈疭、痉、惊痫邪气，除癥坚瘀血留舍肠胃，安五脏，疗痈疮，除时气头痛、客热、五劳之气、腰痛、风噤，癫疾。”瘀血怎么会留舍肠胃？肠胃怎么会有积血？按照《内经》的理论这个瘀血的来源是由于身体外感风寒后未能及时表散，邪气由皮毛络脉经脉一路传到胃肠留舍而成，再进一步传变，邪气就入五脏了。邪气入五脏则半生半死，调治就费事了。故治疗上能及时抓住邪气留舍在胃肠这个病理阶段就显得相当重要，是一个治疗的转折点。本书复气论首讲调复外伤气机，用调机复气汤就可以破这个局的，故邪气传到肠胃时必用丹皮。

另外需要指出的是，丹皮这药是很寒的，若非瘀热在血脉中不要轻用。比如温病高热时用之可以退烧，但过用就凝心脉，伐生机。

最后，我们来总结一下丹皮这味药的用法：丹皮在元气层是用来清气收气，在形症层丹皮功专清泻血脉中的瘀热。丹皮的作用部位在血脉。丹皮性极寒，能收敛脉气，无瘀热者慎用。

6. 桃仁

毫无疑义，桃仁是味标准入血分的药，这味药我在复气治疗中是用来活血化瘀、通腑的。因为丹皮性寒，故常用桃仁相佐丹皮，同时用桃仁也是借用了桃仁通腑的作用，能令肠胃的瘀滞积血有个出路。《汤液本草》引《神农本草经》说桃仁能“主瘀血，血闭癥瘕，邪气，杀小虫，止咳逆上气，消心下坚，除卒暴击血，通月水，止痛破血，入手足厥阴”。可见桃仁能活血通腑的作用历代传用，没有疑义。问题是何为邪气？古书上说的邪气是一个很奇怪的东西，在我看来有时是指精神方面的疾患，比如说精神上的躁狂。恰恰由瘀血引起的躁狂我们经常是用桃仁来治疗的，如经典的桃核承气汤、抵挡汤。黄煌教授编著的《张仲景五十味药证》一书中总结桃仁的主治药证是“肌肤甲错、小便自利者”。指出桃仁证的人形体羸瘦，肌肤干燥甲错，这些人大多面色暗黑，尤其两目眶发黑发青，皮肤干燥起屑；口唇多暗紫，舌质暗红坚老，多伴精神不安或狂乱、小腹疼痛、月经不调、大便干结等。从病程上讲，上述症状的出现不是一天两天的事，这些个都是慢性病阴虚夹瘀的表现。而小便通利与否则是一个急性病证，而且这个通利与否是在伤寒这个大背景下出现的，主要是在于辨清太阳病蓄血证、蓄水证的问题。事实上，现在内科杂病中用桃仁时并不把小便通利与否作为判断是否用桃仁的主要指征。但从血水为病能相互影响的角度来看，小便是否通利还是考虑的好。这个其实就是如何判断有无瘀血的问题。

最后，我们来总结一下桃仁在复气治疗中的功效：桃仁治在血分，功能活血化瘀、通腑。常用来佐制丹皮。

7. 牡蛎

牡蛎，味咸微寒，功能重镇安神，潜阳补阴，软坚散结，可以用来治疗心神不安，惊悸失眠，肝阳上亢，头晕目眩，痰核，瘿瘤，瘰疬，癥瘕积聚，滑脱诸症。牡蛎的这些用途目前在临床上用得比较多的是安神益阴软坚的功效，其实这味药我在复气治疗中使用时另有心诀。

我在复气治疗中用牡蛎是：理中焦，敛气入腹，通腑，散水气之结，益阴守阴，安神。牡蛎煅用则功在收涩，可与龙骨相兼为用。牡蛎能通散中焦水气之结，其敛气入腹之功则能引邪气归入阳明，令外邪无所复传。在对第一、第二系统的复气治疗中，若遇见因中焦水湿之气弥漫而形成的痞证时，牡蛎是最佳选药。散中焦水气之结是牡蛎在形症层的治疗作用，这个治法是属于内伤气机调复的范围。我们说咸味入血，牡蛎在这里当区别于血分用药，在我看来牡蛎主要还是个作用在气分、水分的药。牡蛎散癥瘕积聚的功效也不是由于活血祛瘀的作用，而是由于它能散气分水分之结的结果。故《汤液本草》引《珍珠囊》云："能软积气之痞"。牡蛎这位药能补益人体的阴气，能安神，而且牡蛎入阴利水气，能去除阴分中的湿热之气，使人体阴气得以安宁。《内经》上说"阳在外，阴之使也；阴在内，阳之守也"。阴静而阳秘，牡蛎能使阴气安宁，故而会表现出潜阳固涩的功效。调机复气汤中用牡蛎就是源于以上我在神气层对牡蛎的认识。

《张仲景五十味药证》一书中总结牡蛎的主治是"烦惊、口渴而胸胁痞硬"。"烦惊、口渴而胸胁痞硬"，这是一种对体内水气互结为病状况的综合描述，是从证的角度出发讲的。本书讲气机，若以气机运动结合症状看牡蛎的药证，则这条药证出现的内在机理就会更显得明白：烦惊、口渴是神气不定、阴液不足的表现，人体形气之间常是相互影响，阴液不足会进一步加重烦惊，牡蛎安神益阴，故能两治之；胸胁痞硬是水气互结在胸胁的结果，牡蛎敛气入腹，行元气而散水气之结，故能治之。

其实通过以上对牡蛎药证的分析，我想给大家提示一条重要的信息，那就是牡蛎的主治部位。牡蛎的主治部位是在元气层的阴气所在处，知道这一点在复气治疗中很重要的，调机复气汤中我借此用柴胡配牡蛎调平阴气，令邪气从阴出阳，入腹而解。学者可以细细品味个中旨趣，自有十分的意义！

对于牡蛎在病症层的主治，记载最详细的还数《神农本草经》：“主伤寒寒热、温疟洒洒、惊恚怒气，除拘缓、鼠瘘、女子带下赤白，除留热在关节、荣卫虚热往来不定、烦满，止汗，心痛气结，止渴，除老血，涩大小肠，止大小便，疗泄精、喉痹、咳嗽、心胁下痞热。能去瘰疬，一切疮肿。”牡蛎这个疗喉痹、咳嗽之功，常被今人忽视，我在临床观察到有喉痹或咳嗽的患者除了有痰外，常有局部气升不降的问题，所以治此症的关键，除了化痰外还需晓得理气降气。牡蛎一味散水气之结即能化痰，收气入腹即能理气降气。所以，我在用复气法治疗这两种病症时一般都会选用牡蛎，效果也是非常理想的。

最后，我们总结一下牡蛎在复气治疗中的作用：牡蛎咸微寒，主治在阴分，功能理中焦，敛气入腹，通腑，散水气之结，益阴守阴，安神。

8. 龙骨

龙骨甘平，我在复气治疗中主要用它来收敛浮越之神气。收敛神气是龙骨在人体神气层的治疗功效，在复气辨证法中，不管是第一系统的表部元气弥散不固，还是第二系统的元气浮越，还是第三系统的戴阳证，在阳气由里僭越到表、直至脱阳散去的整个病理过程都需用龙骨收敛回纳之。此物入阳，与牡蛎之入阴相对，常相须为用。龙骨在形气层的功效主要是固脱。这一层有两个用药路子：第一条可走阳回阴守、酸甘以敛阴的路子，具体表现在用龙骨收敛固脱阴津类物质时应当配伍填补气阴的药物，如五味子、山茱萸、甘草等；另一条路子是辛甘回阳，阳生则阴长，可用龙骨配伍桂枝、甘草等，如《伤寒论》中的桂枝甘草龙骨牡蛎汤。在调机复气汤用桂枝配龙骨是固表，收敛第一系统表部元气。在复气治疗中龙骨与附子、茯苓、人参同用可潜阳，使元气归固下焦，用以治疗下焦元气不足之证。当然这些用的都是龙骨收敛神气的作用。

《神农本草经》记载龙骨主治是“心腹鬼注，精物老魅，咳逆，泄利脓血，女子漏下，癥瘕坚结，小儿热气惊痫”。“心腹鬼注，精物老魅”等病症不好理解，我觉得这些都是神气变动导致的，总缘阳虚。

《医学衷中参西录·药物章·龙骨解篇》引陈修园言“痰，水也，随火而上升，龙骨能引逆上之火、泛滥之水下归其宅，若与牡蛎同用，为治痰之神品，今人止知其性涩以收脱，何其浅也”。龙骨对痰的治疗是龙骨在形症层的作用，从陈氏对龙骨的理解，龙骨化痰的功效也是从它收敛神气的功效中派生出来的。我在用调机复气汤治疗的一些疾病中，不乏舌苔白厚腻、黄厚腻的患者，这种情况我是经常不加化湿之品的，而服药三五天后舌苔就化尽了，这里就有龙骨的功效。

《张仲景五十味药证》总结龙骨的主治药证是“惊悸而脉芤动者”。惊悸而脉芤动是神气浮越、气阴两伤的形证层表现，龙骨作用于阳气而能收敛浮越之神气，故能治之。因为存在着气阴两伤，所以龙骨常与牡蛎相须为用。因为龙骨所治收的神气是浮越于外的，所以书中说“如面色黄暗，浮肿身重，脉细而沉者，则龙骨不宜使用”。依此描述，这类人莫非是罹患急性病症，显然是阳气虚于里的可能性大，龙骨自然是没有使用的必要。

最后，我们来总结一下龙骨的功效：龙骨甘平涩，主治部位在阳分，功擅收敛浮越之神气。龙骨、牡蛎一阳一阴，常相须而用，其收气之势磅礴而重，能使越位之阳气重返体内。柴胡、桂枝，亦是一阴一阳，两物走经通腑，斡旋气机，燮理阴阳，如小桥流水般，能从体外到体内相续龙牡之势。这正是调机复气汤的玄奥所在，故我在调复内外伤气机之正局时，此四物必同用。

9. 半夏

半夏之功首推和胃化湿、化痰止呕。当然利用其散结之功，半夏还常用来治疗各种肿块。半夏历来被用以祛有形之病症，主要是用来温化痰饮，很少用之调无形的气，貌似调气的降逆止呕亦是半夏温化痰饮之功，所以我把半夏归为是形症层的用药。

半夏在形症层的治疗偏向于温化有形的痰饮，这个药在体内所显示的药境跟牡蛎类似，不过牡蛎偏寒，作用偏于收气；半夏性温，作用偏于温化水饮。半夏能把上焦、中焦壅滞的水湿之气归导向中焦从腑而出，这也常体现为半夏能降逆止呕和胃。《汤液本草》引《神农本草经》云："主治伤寒寒热，心下坚，下气，咽喉肿痛，头眩，胸胀，咳逆肠鸣，止汗，消心腹胸膈痰热满结，咳嗽上气，心下结痛坚痞，时气呕逆，消痈肿，坠胎，疗痿黄，悦泽面目。"可见，半夏的主治部位以中上二焦为主，功效主要是化痰散结和胃。书中又引《药类法象》云："治寒痰，及形寒饮冷，伤肺而咳；大和胃气，处胃寒，进食；治太阴痰厥头痛，非此不能除。"又引《用药心法》："能胜脾胃之湿，所以化痰。渴者禁用。"则半夏化痰和胃之功说得更明确。

在复气治疗中，我用半夏则是为了理中焦、和胃化湿。

特别是因为中上二焦湿气弥滞导致第一系统、第二系统元气不能归复时，半夏必用。中上二焦湿气弥滞导致的病症很多，如东垣老人说的太阴痰厥头痛，还有头晕，胸闷，咽喉异物感，恶心，呕吐，胃胀，痞满等症状均是。长时间的中上二焦水湿之气弥滞反应到形体上就会表现出面色黄而有浮肿感，其人常觉头目不清。所以在《经方与药证》一书中描述半夏体质为：营养状况较好，肤色滋润或油腻，或黄黯，或有浮肿貌，但缺乏正常光泽；形体并不羸瘦，肥胖者居多。主诉较多而怪异，多疑多虑，易于精神紧张，情感丰富而变化起伏大，易于出现恶心感、咽喉异物感、黏痰等。在我看来，半夏体质者出现的精神方面的激惹状态正是由于水湿之气弥滞在中上二焦导致中上二焦的气滞所形成的，这是这个精神症状出现的形体基础。反过来，由精神因素导致的气滞患者虽然也会形成类似半夏体质的形体状态，但总的来说这类人还是偏瘦的多，有火的多。因为人体迟久伤神以后，形体上会有水火不合的两极表现：一方面是痰湿阻滞，一方面是阴虚火旺。这在临床上是常常可以观察得到的，一般情况下，半夏更适合用于前者。

复气治疗的核心对象自然是气，元气因湿呆滞在中上二焦时可以用半夏化湿导气，理通中焦后元气自能沉下。

10. 黄芩

黄芩这味药在形气层我是用来清气降气，除上焦血脉中热。药境中黄芩所清的热是以那种弥漫在气分中的湿热为主，但其清热之力亦能达到血脉，只是不深。黄芩味薄气厚主入上焦气分，所以通常认为黄芩清的是上焦热，而且这味药虽然气寒但性通利、不凝滞，所以黄芩是味清热的良药。

人体的上焦是外伤气分时的主要表达区，所以黄芩善清外感发热。纵观黄芩清热的整个趋势特点来看，黄芩清热有透热转气之功，能疏导血分的热向气分散。

《汤液本草》引《珍珠囊》云："除阳有余，凉心去热，通寒格。阴中微阳。酒炒上行，主上部积血，非此不能除。肺苦气上逆，急食苦以泄之。"洁古老人则云："利胸中气，消隔上痰。"《用药心法》云："泻肺中之火。"以上这些对黄芩功效的描述都是偏于从形气层来讲黄芩之清热降气、除血脉中热。

《汤液本草》又谓黄芩："气寒，味微苦。苦而甘，微寒。味薄气厚，阳中阴也。"味薄气厚，这是黄芩的特点。味薄则通，气厚则入阳。所以温病门中常用黄芩治疗湿温、暑湿的发热，以及胸闷呕恶、痞满、黄疸泻痢等症。《伤寒论》泻心汤亦用黄芩治热痞。但黄芩虽清热降气但清热之力强，祛湿之力是不足的。人体正气盛，气机运动有力，用黄芩去热则正气回复，湿自化。正气不足，则需配用佩兰、滑石、通草、白蔻仁、半夏等药方才效宏。这是黄芩祛湿热治痞的一个用法，这个用法在复气治疗中依旧是成立的，也是属于形气层次的用药。

《汤液本草》又引《药类法象》云黄芩："治肺中湿热，疗上热、目中赤肿、瘀血壅盛必用之药。泄肺受火邪上逆于隔上，补膀胱之寒不足，乃滋其化源也。"明确黄芩清肺、凉血解毒、止血等形证层次的功效。但对于黄芩能"补膀胱之寒不足"这一"补"字可能会令人徒生疑惑。这种提法在现在的中医界基本没有，其实这里面含有深刻的医理。这是神气层的用药法，是从其物性，以气补气之法，它的出发点也是天人合一。因为太阳膀胱是寒水之脏，补寒气是其正治，黄芩气寒，味薄气厚，阳中之阴能通，正合膀胱之性，故用之补膀胱寒气之不足。

黄芩在病症层次的治疗仍以《神农本草经》为宗："主诸热黄疸，肠澼泄痢，逐水，下血闭，恶疮疽蚀，火伤，疗痰热，胃中热，小腹绞痛，消谷，利小肠，女子血闭，淋露下血，小儿腹痛。"从这些功能主治来看，黄芩在病症层次上主要用来清热解毒、凉血止血。传统上用黄芩来清肺热、解毒、止痢、止血、安胎跟这基本是一致的。《药证与经方》归纳黄芩主治的药证是"烦热而出血诸证，兼治热痞、热利以及热痹"。黄芩这条药证突出了郁热跟出血两点。从病机上分析，这里的烦是由于气滞胸膈，热扰胸膈后动神导致的；出血是由于血热，迫血妄行所致；热痞、热利、热痹则是由湿热留恋所致。由此可见，除热是黄芩这味药的核心功效，黄芩所治疗的病证不管是烦、出血、痞、利、痹都是有热的，而且是一种郁热。所以，黄煌教授在书中总结适合大剂量用黄芩的体质是属于那种"内有伏热"者，这类人常表现为"肌肉坚紧，唇红舌红，目红，同时易于出现口腔溃疡、腹痛、腹泻、小便灼热、月经淋漓黏稠或有血块"。但就从这种伏热体质的临床表现看，似乎黄芩清血热的效力比清气分的力大，而我们说黄芩在形气层的功效是清气降气，除上焦血脉中热，它的这个清热的作用区是偏于气分的，这是为何？这是由于医者在不同病理层次上去观察黄芩清热对象的结果。而人体的各个层次在空间上是可以交错融合的，正是这种层与层交错融合的关系，所以我们在治疗上才可以用黄芩去透热转气。更重要的是，对人体这种结构层次认识是复气疗法认识药性的基础，更是在"天人合一"的框架下利用调无形的气来治有形的病的基础。

下篇　实践篇

引　言

复气疗法总是顺势而为，在引导元气回复正常轨道的大背景下去掘堤拔污以疗病去疾，其法是至简至易。但是，组成人体气血精液等物质在病中所显示的相却是千变万化。医者一旦进了复气之门，身临其境时自会有一番感叹！我的这些医案是带大家入此门的一个向导，是对人体复气内景的一个展示。

初学者可以通过对这些医案的阅读去体会我是如何把平常所说的整体观念、辨证论治放到复气治疗的大背景中去应用的。这点很重要，明白了这点后才会明白复气理论所展示的“天人合一”医学模式在中医学理论大厦中所起的主框架作用。这样学还有一个好处，如此一贯通后大家就能把学校里所学的书本知识给用活了，可以源源不断地把各类经验知识分门别类放在主框架下，以便系统化地去应用。

医案中展示了一些我在复气治疗过程中观察到的人体患病时元气的一些变化规律，这些规律在我看来带有普遍性，可以有效地指导疾病的治疗。我的体会是，在复气治疗中通过去观察人体元气的变化，进而探求引起这些变化的原因，这样的一个学习方法是可以从中领悟到中医的一些精髓的。

一、外伤气机调复举例——调机复气汤的加减应用

1. 亚急性甲状腺炎疼痛案

张某 女 2010年1月14日

去年8月患亚急性甲状腺炎，以泼尼松30mg/天治疗，后用泼尼松10mg/天维持治疗至今。近日因家事纷扰，病情加重，特来京求医。现自觉前颈部板滞疼痛难忍。自汗、头痛、周身肌肉疼痛。大便正常，有时偏干。当地医院查甲功正常。常服倍他乐克、拉西地平。查体：甲状腺压痛明显，喉壁血丝明显。诊得外伤气机脉。

复气辨证：从形证层看，自汗、周身板滞疼痛是外伤气机后脉络郁滞所致。从神气层看，是气机外伤，阴气不足。所以可以用调机复气汤治疗。

柴胡12g，桂枝6g，丹皮12g，桃仁10g，五味子12g，赤芍12g，金银花20g，连翘20g，炒山楂10g，钩藤15g，党参10g，板蓝根20g。7剂。

二诊：患者服药两天后甲状腺疼痛即消失。消失前自觉周身冒冷风，疼痛加重，从腰以下痛如杖折，在旅社躺了两天，最后周身汗出而解，再服前药即无明显感觉。现周身轻松。舌质略红，苔稍腻，左关弦。

上方加党参5g，泽泻5g，防风5g，冬凌草10g。7剂，药后愈。

临证诀窍：调复气机以后，体内的瘀滞就可能被宣散开，瘀滞散开时会伴有郁热的蒸腾，此种情况需再用清热解毒药解之。

2. 慢性尿路感染案

姚某　女　2010年1月14日

尿频、尿急、尿痛反复发作10余年，加重4天。有慢性鼻炎，小叶增生，湿疹史。睡眠差。舌质红，舌苔厚腻。诊得外伤气机脉。

复气辨证：这是外伤气机伴有湿热下注的例子。外伤气机不能复原导致湿热不去，进而导致疾病反复发作。

柴胡12g，桂枝12g，丹皮12g，桃仁15g，赤石脂15g，土茯苓30g，覆盆子20g，党参20g，香附10g，鱼腥草30g，半枝莲20g，升麻10g，生甘草10g，滑石20g。5剂。

嘱自我按压蠡沟穴。

方药分析：用覆盆子是补肾气，赤石脂固下焦气。压蠡沟穴能起到缓急症状的作用。

药后尿路刺激证消失，随访两月证未作。

临证诀窍：调机复气汤与补肾气药同用能起到一个非常好的稳固气机的作用。

气机外伤以后体内气化不及，水湿代谢就会紊乱，那么湿热之邪就不容易清彻。我的治疗办法是先用复气法稳固气机的同时合用清热利湿法。

3. 闭经案

某女　36岁　2010年1月14日

闭经两年。病自产后十月起，服中药甚多，少效。现气色尚可，夜寐不安，手脚冷，白带多，好在每月尚有乳胀等经来迹象。舌暗，诊得是外伤气机脉。

复气辨证： 病虽日久，但人气色好，经来的机势还在，那么可以轻用调机汤领转一下她的气机，以观其效。

柴胡5g，桂枝2g，丹皮2g，桃仁5g，五味子5g，赤石脂5g，党参5g，吴茱萸2g，五灵脂10g，生地10g，香附10g。10剂。

针头部阿是穴。

二诊（3月14日）：服药至第9剂时经至。唯经来尚无规律，两月间已来三次，经来乳胀明显好转，带下显著好转，睡眠好。诊得外伤脉愈。

柴胡5g，桂枝5g，防风5g，赤芍5g，杜仲20g，丝瓜络10g，白鲜皮10g，赤石脂10g，丹皮10g，地肤子10g，鱼腥草10g，山楂炭10g，五味子10g。10剂。

针三阴交。

药后月经正常。

临证诀窍： 治疗月经病，我的办法一是调机，二是培补阴血。血充机和经自调。

4. 闭经案

某女　45岁　2011年1月29日

闭经4个月。病前月经常提前，白带无异常。上身面部不时有烘热现象，常年服氯硝安定。望之面似有尘，诊得是外伤气机脉，尺脉弱。

复气辨证： 这个病人除了有气机外伤、阴血不足外，尚有精神不定。尺脉弱是肾气不足之故。

柴胡12g，桂枝6g，丹皮12g，桃仁12g，蒲公英15g，女贞子 20g，白芍 20g，鸡冠花 10g，香附 10g，椿根白皮 10g。10 剂。

服药三天后月经即至，行经 6 天，色量正常，唯此次经来乳胀，之前来经无此现象。

临证诀窍：治疗月经病，我的办法一是调机，二是陪补阴血。血充机和经自调。

5. 阴道干燥出血，舌体灼痛，失眠案

曹某　女　40 岁　2010 年 11 月 6 日

阴道干燥，少量出血 10 余日；5 天前开始舌边灼痛、裂口，下午尤甚，兼见失眠。17 年前曾做过子宫肌瘤手术（具体手术方式不详）。询之不畏寒，左关弱，右关实，余脉尚平，舌苔黄腻。

柴胡 12g，桂枝 6g，丹皮 12g，桃仁 10g，五味子 10g，生牡蛎 30g，佩兰 20g，泽泻 20g，酸枣仁 30g，黄连 3g。7 剂。

二诊（2010 年 11 月 12 日）：药后阴道出血止，舌边灼痛缓急，睡眠亦较前踏实，察得黄腻苔已退，左寸关尺俱浮弦，右寸弦。上方加郁金 10g，豆豉 20g，焦栀子 3g，茯神 20g，青皮 3g。7 剂。

复气辨证：一诊病人所显示的问题是肝血不足，湿热阻滞中焦，从传统辨证角度来看，当时确实无外感证可询察，虽然舌边灼痛常会出现在某种外感温热疫气类疾病的早期。至二诊，中焦气机运化开后脉象就表现出一个明显的表证，说明一诊时表证是存在的，只是主要气机运动阻滞在中焦致使身体不能很好地表达出一个常规意义上的表证。

临证诀窍：调机复气汤立法是走的天人合一之道，非但

是为有明显外伤气机时能专用，尤其对气机变化不明朗者，随证用之大有敲山镇虎之能。一旦气机持续运转，则人体隐藏在深处的病灶症结终将一一得以自显。

6. 失眠案

某男　中年人　作家　2010 年 1 月 10 日

失眠半月。现头昏沉，心烦意乱，已不能继续写作。有慢性鼻窦炎 30 余年，一遇外感即诱发。舌体胖大，诊得外伤气机脉，并见心气弱、肝气郁。

复气辨证：此例是用脑过度伤了心肝之气导致的。30 余年鼻窦炎史，外感即发，可见外伤气机已久。

柴胡 12g，桂枝 6g，丹皮 12g，桃仁 15g，五味子 12g，党参 15g，鸡骨草 15g，龙胆草 6g，元胡 12g，法半夏 12g，生姜 5g，片灵磁石 15g，生龙骨 20g。7 剂。

刺头维、足三里。

二诊（2010 年 1 月 17 日）：药后诸症缓解，头脑清晰，自觉体力恢复，今晨觉得腰部发酸。回忆幼年乘马车曾受大寒，兹后一着凉即肌肉紧张，浑身乏力，但刮痧后可以缓解。舌质暗红，苔略腻。诊得外伤气机脉已解，右尺弱。

丹皮 12g，桃仁 12g，五味子 12g，泽泻 12g，干姜 12g，生龙骨 30g，鸡骨草 30g。7 剂，善后。

临证诀窍：外伤气机的人一旦情志内扰，内外气机同伤，则治疗有时比较棘手。五志化火，内火会进一步扰乱气机，所以复气的同时一般也要进行清脏腑热。这种情况下用些重镇类药是可以的。

7. 鼻腔干燥症

某男 58 2010年3月21日

鼻腔干燥，甚则半夜干痛而醒四十余年。耳鸣四十余年。大便不成形。口唇紫暗，满舌紫，紫色深浅不一，边界清晰。诊得右关结，左寸弱数。颌下腺已摘除。因舌紫而在某医院静滴过丹参，无效。

复气辨证：这是一个不典型的外伤气机病症，同时伴有第二系统的损伤。气机的瘀滞亦会导致血脉的瘀滞。

柴胡12g，桂枝5g，防风10g，赤芍10g，生牡蛎20g，生杜仲20g，五味子12g，党参12g，络石藤20g，荷叶12g，连翘20g，元胡12g。5剂。

二诊（2010年3月29日）：药后鼻腔干燥即愈，大便每日一次，成形。胸闷觉有痰。舌仍紫，但紫色较前均匀。

丹参20g，桃仁12g，檀香5g，砂仁10g，木香5g，枸杞子20g，杜仲20g，五味子10g，党参10g，肉苁蓉10g，蛇舌草20g，郁李仁10g，水蛭5g，蒲公英10g，夏枯草20g。5剂。

药后胸闷即愈，补诉从小小便多，甚则一小时一次，年纪大后有所好转，自上回服药后此症即明显好转。舌中苔色正，唇色变淡，舌质仍有紫气，大便正常。心脉已起，外伤气机脉明显。鼻腔已不干燥，因经济原因欲不再就诊，求善后方。

桂枝10g，茯苓10g，丹皮10g，桃仁10g，赤芍10g，酒军10g，川朴10g，枳实10g。20剂。

补中益气丸10小粒，1日3次；大黄䗪虫丸1丸，1日2次。善后。

临证诀窍：元气虚弱的情况下，外伤气机脉有可能隐去，元气足后脉象即显露。

我们说“气为血帅”，外伤气机后营血分也是瘀滞的，瘀滞明显后舌就紫暗了。我曾经治疗一个三十多岁的乳腺癌术后病人，周身乏力，满舌暗紫。这个病人吃了很多的补药但周身疲乏感总不能见轻，我一看这人存在气机外伤，便给予调机复气汤治疗，结果一周下来病人即觉乏力感消失了，舌质紫暗也消退了。过了一阵子病人感冒了，结果发现她的舌又紫了，再给予调气解表的方子，服后舌紫就消失了。

8. 特应性皮炎、红皮病、哮喘案

某男

自诉湿疹病史 5 年，过敏性鼻炎 3 年，哮喘 3 年。病前争强好胜，今因病辞职。一入诊室即觉此人形寒气短，精神躁动。查体见周身皮肤潮红，局部有黄痂，面部、躯干、四肢皮肤增厚，摸之韧无弹性。自觉昼夜剧烈瘙痒。咳嗽，气喘，痰难咯。病为特应性皮炎继发红皮病，哮喘。舌质深红，苔白厚腻。诊得是外伤气机脉。

复气辨证：红皮病是皮肤病发展到了比较严重阶段的一种表现，所以这个病人的病情还是比较重的。病人情绪很悲观浮躁，精神的躁动是很不利于气机调复的。该病病机为中焦虚弱，痰湿蕴肺，小肠经寒。因外伤气机脉在，故仍从调复外伤气机治。

柴胡 12g，桂枝 5g，丹皮 12g，桃仁 15g，五味子 10g，党参 20g，干姜 12g，生龙骨 20g，生牡蛎 20g，夏枯草 20g，野菊花 12g，炙甘草 10g。7 剂。

二诊（2009 年 12 月 20 日）：药后诸症大减。皮肤潮红已退，咳嗽已好，痰能咯，自觉胸中稍闷，动则喘气，皮肤

入夜瘙痒，舌苔已化，外伤脉已解。

柴胡12g，桂枝5g，丹皮12g，桃仁12g，五味子12g，党参15g，肉苁蓉12g，法半夏10g，黄芩12g，生龙牡20g，夏枯草20g，车前草30g，炒山楂12g，生甘草5g，茯苓10g，陈皮12g，丝瓜络12g，杏仁10g。7剂。

三诊（2010年1月10日）：皮肤已干燥脱屑，局部苔藓化处变薄，整体上皮肤弹性较之前好，喘已定。入夜仍瘙痒。患者来京就医，久住亲戚家不便，收住协和皮科病房。因为外周血中嗜酸性细胞还是比较高的，所以其痒还在。住院后给予西药常规治疗：多塞平、赛庚啶、维C、叶酸片，硅霜、普特彼外用。

柴胡12g，桂枝10g，丹皮12g，桃仁12g，五味子12g，泽泻12g，杜仲15g，车前草20g，炒山楂12g。7剂。

四诊（2010年1月17日）：皮肤外观已基本恢复正常，摸捻之仍感质韧。因血中嗜酸性细胞居高不下，本周加用田可200mg/天。现觉口干，入夜烦躁，腠理热，下肢冷，大便软。诊得手少阴脉洪，合谷脉洪，尺脉弱。

复气辨证：根据脉证，我判断这是东垣老人说的阴火。

干姜12g，白人参10g，白术10g，生甘草12g，生石膏15g，黄连6g，生葛根30g，升麻5g。5剂。

五诊（2010年1月24日）：患者病情好转，出院后即自停田可。体脚仍冷，但药后手脚出汗，自觉有热从体内透出，出汗热出以后瘙痒明显缓解，感心力不足。

复气辨证：手脚出汗，热外透是气渐和之象，仍用调机法，宣透清解。

柴胡12g，桂枝12g，丹皮12g，桃仁10g，五味子10g，党参10g，泽泻10g，滑石10g，车前草20g，龙胆草10g，生龙骨 20g，生牡蛎 15g，白术 10g。7 剂。

针合谷。

六诊（2010 年 2 月 7 日）：皮肤已复原，弹性稍差些，睡眠好，二便调。左眼玻璃体混浊。

干姜 10g，白芍 10g，苡仁 20g，鬼箭羽 10g，丝瓜络 10g，生甘草 10g，茯苓 10g，连翘 10g，地龙 10g，元胡 10g，枸杞子 10g，葛根 10g，谷精草 10g，青葙子 10g，木贼 10g。5 剂，善后。

临证诀窍：这个病人是中西医结合治疗的。就中医方面讲，这个病人的治疗，我是始终遵循调机复气的路子，持续地去调机，最终目的是让人机去合上天机，借天机去调人机，在这过程中顺势祛邪。真可谓，大气一转，其气乃散。

9. 腹泻、间质性肺炎、体质虚案

某女　81 岁　2010 年 5 月 16 日

近 23 年每日大便 3～4 次，成形。1975 年以后每年冬季必患肺炎，一般需住院治疗 2 周左右方愈。今年四月份查出肺间质化。有糖尿病史 50 年，目前用胰岛素治疗。失眠 30 年，每晚服安定。诊得双尺浮。

复气辨证：病人来的目的是因为体质差，想通过中药调理体质，减少每日排便次数。之前服过中药，但均应一服即泻告终。双尺浮是邪气在小腹的表现，年高不耐泻法，故仍可以用转机复气、顺势祛邪的办法治疗，邪去正复，身体自然安康。

柴胡 5g，桂枝 2g，防风 5g，赤芍 6g，干姜 5g，炮姜 2g，生地黄 6g，女贞子 10g。10 剂。

二诊（2010 年 6 月 3 日）：药后颇相安，大便每日 1～2

次，睡眠质量较前提高。脉弱。

柴胡2g，桂枝2g，干姜2g，桃仁2g，五味子2g，侧柏叶2g，赤芍2g，党参2g，焦白术2g，丹参2g，葛根5g。10剂。

病人药后自觉舒适，食纳睡眠俱安，体力有复。大便一日1~2次，成形软便。

临证诀窍：这个病人的用药量是很小的，推测之前服药作泻是药味过重的关系。临床用药到底要多大量？这是每个大夫都想知道的事。复气疗法在一般情况下用药量也就是常规量，但复气疗法的实践中会碰到两种极端情况，这时用药治病的思路、药量跟平时有很大的出入。一种情况是对于有些体质尚可，但气机比较乱已不能或无法再利用者；或虽经调复但因病人精神躁乱致使气血不调者。在第三系统功能许可的状况下，我们可以依仗大剂量的药，用一个绝对的霸力去冲击打破身体当前的气机平衡，起到一个类似截机的作用，这样可以让体内气血重新疏散分布而得以建立一个新的平衡，这个平衡一般是建立在对人体气血理想模型的认识上的。这种截机治疗很有力，用的是药物有形方面的效力。病人服药后会反应很剧烈，或烦闷欲死，腹内胀痛，欲吐不得，欲泻不能，或上吐下泻，腹如刀绞，或浑身瘫软无力，虚脱欲绝等，故该法当慎用。但有时局限性的针对体内某个脏腑或为平相去用却是可以的。复气治疗的另一极端是对那些气很弱的病人，这种人常规剂量下胃气尚不能托住药气，截机法自然是绝对不能用的，只能是用极轻极轻的药量去和人气，让气慢慢生长，这种用药法用的是药物的性。

二、汗出异常的复气治疗

出汗异常一症，临床上最常见有自汗、盗汗两病，一般我们认为，此病有肺气不足、营卫不和、心血不足、阴虚火旺、邪热郁蒸诸证。《黄帝内经》上说“阳加于阴谓之汗”，“阴在内，阳之守也”，邪热内扰、阳气不固是汗证出现的症结所在。体现到元气系统，则不管自汗、盗汗，主要是看两方面的问题：一是第一系统表部气机是否调畅的问题，也就是肌表开会是否有度，这可以从分析有无外伤气机入手。二是是否存在邪热蕴扰的问题。当然脱汗、绝汗病情严重，要从第三系统入手救治。

1. 醒则下肢汗出案

吴某　男　58 岁　2003 年 6 月 17 日

患者近半年得一奇症，每日早晨只要醒来则不论是躺在床上还是起床，双下肢大腿部、腘窝部必定汗出涔涔，汗出多时甚至能看到一颗颗汗珠从毛孔里滚出来！午睡时亦然。自云八年前曾有相同出汗经历，亦是服了一个多月的中药才治愈。现舌质淡红，苔薄白、根腻，脉沉取双关独弱，中取弦劲，右寸脉偏洪。

复气辨证：从气的布局来看，此人就是肾气、膀胱经经气比较弱。人体气血的运行规律是醒时卫气从里出表，寐时气入里。这是《黄帝内经》里对卫气的经典描述，在本书复气论中则属元气第一系统的运动规律。那种瞬间阳气出表布散的感觉，只要用心留意，我们普通人晨醒时都可以体会到的。这个病人独独下肢出汗，而且是很明显是在大腿部、腘窝部，从部位来讲这是足太阳经的循走部位。治此病时突然想到《内经》上八虚之室主病的说法，原经文的意思是心肺有邪可以留双肘，肝有邪留双腋，脾有邪留双髀，肾有邪留双腘窝。直觉这个病人是肾虚中邪，邪留两腘了。细问其人平时确常有下肢酸的情况。病人醒来的瞬间阳气循经至此则蒸湿为汗，故腘窝汗出涔涔。分析脉象，双关弱、中取弦劲是劳伤精血之候，苔根腻主肾家有湿，右寸偏洪是应的时气。依照复气疗法，这种情况可以用调机复气汤助气攻邪，但该症只是局部气机不调而已，用调机复气汤是小题大作，用此汤治疗范围牵涉的太广了。遂按下元亏虚、湿阻经络治之。治疗上只是去温运、调复足太阳、少阴两经之气，以驱散下肢湿邪。

生苡仁 15g，冬瓜皮 10g，防己 3g，木瓜 6g，红花 3g，炒白术 15g，桂枝 10g，熟附片（先煎）10g。2 剂。

方药释义：是方用白术、桂枝、附片温经复气从本；从病证层的角度看，这里用白术、附子是化裁真武汤、术附汤的意思，用桂枝、白术则有五苓散的意思。用苡仁、冬瓜皮化经络皮部之湿，防己、木瓜为引经药兼散湿邪从标，红花和血脉。

2003 年 7 月 2 日随访，药后病即愈。

临证诀窍：复气治疗最是讲机转，讲使巧力。只要气机尚调，那么打中病症要害不治气而气自复。

2. 营热盗汗案

任某　男　5 岁

奶奶代诉，近来睡觉即汗出湿衣。既往有荨麻疹史，近因食蟹后反复。诊得舌红少苔。

复气辨证：此病证的元气系统的整体布局是，表部气弱，营分蕴热。其儿唇红面白，这是营分蕴热的典型表现，参之数发荨麻疹，是营分蕴热无疑。患儿正处生长期，清去营热相则表气自能恢复，因而不必补益。遂仿温病门清营透热法治之。

丹皮6g，连翘10g，生地10g，银花10g，蝉衣6g，白茅根10g，地骨皮10g。3剂。

方药释义：是方用丹皮、二地清营，用银花、连翘、蝉衣、白茅根透热转气。药后汗出即止，荨麻疹亦稳定未作。

临证诀窍：在我看来，此例盗汗、荨麻疹是同一个病机引起的，都是因为营分蕴热所致。清营热的办法一种是苦咸寒直折，一种是用辛凉法外透。白茅根是透热的凉药，不管气分、营分都能用之，白茅根能使热从气分、小便中解透出去。

3. 自汗盗汗三月案

朱某　女　63岁　2006年3月11日

近三月来白天动则汗出、夜卧亦汗出湿衣。平日多着衣则感燥热，稍凉则感冒，以至感冒至今未愈。现性情急躁，常叹气，自觉口苦，经常腹痛，大便目前一日一次。左脉弦紧、沉取数，右脉弱、关稍大。有糖尿病病史半年，慢性结肠炎病史多年。

复气辨证：不耐寒热、时腹痛、弦紧脉是第一系统表气弱，下焦虚寒；性急躁、口苦、叹气、左沉取数脉是胆火内郁；右脉弱，动则汗出，易感冒是气虚，上焦失宣。此病的元气布局是第一系统上中下三焦虚滞，中焦有胆火内郁。汗出异常究属水气病，三焦是水液代谢和元气的通道，理顺三焦则元气通畅，水道通利，出汗自止。叶天士谓“通阳不在温在利小便”，即是化湿利水、行经复气之义。本书复气论的治法可以三焦同运。

龙胆草3g，炒苡仁30g，佩兰（后下）10g，苏霍梗10g，云苓20g，小茴香12g，橘核12g，生龙骨（先煎）30g，防己6g，木香6g，乌药6g，生牡蛎（先煎）30g。3剂。

方药释义：药用小茴香、橘核、乌药温运下焦，助元气升腾；少用龙胆草、防己内清郁火；佩兰、苏藿梗宣达中上焦气分；复重用龙骨、牡蛎、云苓、炒苡仁收湿导气。一开一合之间枢机运转，则三焦元气自复，元气守位则汗自止。药后汗即止。

临证诀窍：这个病人的特点是上中下三焦都出了问题，又有胆火内郁的问题。胆火的出路还在中焦，中焦的出路在于整个三焦的气运通畅。

4. 慢性胰腺炎药后盗汗案

卞某　男　40余岁

因慢性胰腺炎乏力，腹痛腹泻，一医用（肉桂10g，白术60g，党参12g，干姜6g，当归10g，麦芽30g，大黄10g，甘草6g，红枣20g）方治之，已服数10剂，药后腹痛、腹泻之症情大好，唯渐觉盗汗不已。诊时望之面色苍白夹青暗，唇红。告知是气虚，络脉瘀滞。盗汗是前服热药不及走散之故，若苦盗汗但为其通络去热即可。经云“火郁发之”，仿河间法：

丹参10g，薄荷（后下）10g，黄芩炭10g，柴胡10g，生牡蛎（先煎）30g，山栀炭10g，枳实3g，丹皮6g，白术10g。

3剂。

撤其热，盗汗果止。

复气辨证：依元气系统分析看来，这个病人的出汗不是因为表气不固引起的，而是内热蕴蒸引起的。治疗上有两个思路：可以从元气层次运气疏结散热，这个治疗波及的系统就广；也可就从清热入手，邪热去汗自止。

临证诀窍：这个病人的特点在于服温补药后药力未能及时运化导致的盗汗，是药源性的，跟一般的阴虚盗汗不同，故撤其热则症即愈。

5. 盗汗如雨兼头痛案

胡某　男　19岁　2007年2月26日

其母代诊代诉，其儿入睡即汗出如雨，衣被兼湿，病已三载，屡治无效。平时喜欢打篮球。乃曰：其儿当常头痛较甚。其母大惊，连说："是！是！是！陈医生不知如何知道的，我儿子常说头痛，一痛起来就要命，要吃止痛片的。"吾笑而不答。

复气辨证：其实这个患者正当少年，若是气虚如何日日打得了篮球？今盗汗三年，真阴必伤，且吾吴地多湿，少年不知摄生，汗出腠理大开则湿邪中矣！所以吾料此病已成此阴虚夹湿、湿热内蕴、卫强营弱之局，即已盗汗则头痛之症亦应存有，此诚理之所然！

半夏20g，白术20g，生地35g，荷叶10g，龙骨（先煎）30g，生牡蛎45g（先煎）。3剂。

另用五倍子粉30g，稀醋和丸，夜敷脐中，晨则去之。

方药释义：方用半夏、白术、荷叶和中升清化湿，生地、龙骨、牡蛎收气养阴、清热固涩。卫气出下焦，用五倍子外用摄之。

焦点释疑：从复气的角度看，这个病人好运动，病的是盗汗而非自汗，所以第一系统表部气机还是比较调和的。目前局面是阴虚夹湿。阴虚夹湿证存在着治疗上的矛盾，纯补阴则碍湿，燥湿则伤阴。我的解决方案是用大剂量的龙骨、牡蛎收气入中焦，用五倍子亦是敛气，这个外治法是经效验方。再用法夏、白术、荷叶培补后天生气，在此基础上用生地这味药养阴清热。

二诊（3 月 1 日）：仍是其母代诊。云治疗效果颇佳，服药后汗出即止。但昨晚打篮球汗出湿衣，今日头痛甚，烦躁，求治。

复气辨证：头痛的病机要比汗出深，所以汗出愈而头痛未除，这个烦躁既有湿热内扰的问题，又有阴虚的问题，故仍于前法中略添苦寒沉燥之味，酌加养血柔肝之品。

法夏 20g，白术 15g，天麻 15g，荷叶 10g，生龙骨（先煎）20g，川芎 5g，桂枝 5g，白芍 15g，全蝎 2g，蛇舌草 10g，龙胆草 5g，苦参 5g，生牡蛎 20g（先煎）。3 剂。

方药释义：这是半夏白术天麻汤的变法。

三诊（3 月 7 日）：其兄代诊，云其弟药后头痛即好，人已觉舒服，为防复发，求再为处方。病即初愈，可用调理脾肾气机之法善后，辅之以散余邪。

法夏 15g，白术 15g，天麻 10g，荷叶 10g，僵蚕 10g，生龙骨（先煎）30g，生牡蛎（先煎）20g，蛇舌草 10g，丁香 5g，柿蒂 5g，肉苁蓉 5g，丹皮炭 10g，防风 10g，枸杞子 10g，佛手 5g。5 剂。

方药释义：丁香、柿蒂、肉苁蓉、枸杞子是固下焦法。

药后，三年之病至此而愈。

临证诀窍：这个病人的特点是阴虚夹湿。治愈此证自始至终未见病人，只是凭主诉对病机进行揆度，再依法治之，竟获良效。

6. 外感后滥用西药至自汗咳嗽案

钱某　女　56岁　2007年1月21日

感冒20余天，反复用西药退热抗感染治疗而不愈。现动则汗出，不停咳嗽，痰清少，口干，后背恶寒，大便一日5~6次，质稀。诊得外伤气机脉，兼有左寸滑动。有荨麻疹史，遇冷即发。

复气辨证：虽病历20余天，但就脉证上看仍是一个外感病，从元气系统分析是第一系统外围表部气已伤，第二系统元气较弱。时下正值寒冬，托里散寒，散其标气、复其本气势在必行，风药正当其用，不可惧其时时汗出而不用风药。

羌活15g，防风15g，枸杞20g，荷叶10g，生龙骨（先煎）20g，生牡蛎（先煎）10g，柴胡15g，法夏10g，女贞子10g，丹皮炭5g，杜仲10g，补骨脂5g，菝葜10g。3剂。

方药释义：是方重用羌活、防风、柴胡散太阳寒气以拒时邪；用枸杞、女贞、杜仲、补骨脂补少阴本气；土守中央是用气之本，故用荷叶、龙骨、牡蛎、法夏、菝葜温守之。这个是从少阴入手的补肾解表法，旨在恢复第一系统表部元气。另少佐丹皮炭清心经热。

1月30日来告，药后除遇冷仍发荨麻疹外，余症兼愈。经云："必先岁气，勿伐天和。"良有似哉！

焦点释疑：自汗能不能用大剂量的风药？伤寒中风证用的是桂枝，止汗名方玉屏风散亦用防风。此例除脉象外，的确类似太阳中风证合并太阴证。而且成因是由于外感后反复用解热镇痛药引起的，类似于过度发汗后漏汗不止，此等证按《伤寒论》的理法可以用桂枝加附子汤之类，但就脉象来看，已有伏热在里的迹象故未用。我的分析是这个病人感染的风寒是很重的，中风证是中的风邪而不是风寒。问题在于反复不正确的退烧后，汗出伤阳，把第一系统表气伤了。用麻黄汤正发汗恐进一步伤气，故仍宗调机复气汤的意思，用补肾解表法，用羌活、防风代柴桂祛风寒，加一些补肾气的药助里。若加参芪补气类药恐加重咳嗽，况左寸滑诚非所宜。

临证诀窍： 此案例收效甚速，类似这种外感后反复用解热镇痛药发汗退烧者临床上经常碰到，尤其以小儿多见。补肾解表法是我在复气治疗中常用的方法，可以用来恢复第一系统的表部元气。这个办法对于这种伤于药导致外感迁延不愈者有良效。外感证中常忌用枸杞子，但我的体会枸杞子是阴阳双补的佳品，调机复气汤的组方思路本身就是从调理阴阳之机用入手的，即调得其机复补资其质，是体用同治之妙法，何乐不为！

三、复气疗法在外感类疾病中的应用

对于一个外感疾病来说，疾病的早期邪气伤人还是比较浅的。若邪气是伤到气的话，依复气理论也就是伤到元气第一系统的表层。复气疗法用于外感类病属正治，一般都是应手而效；尤其对于迁延日久者的治疗更是有章有法，常能取得非常好的疗效。

外感治时气，内伤调气机。所以应用复气疗法治外感类疾病关键要抓住两点，一是尽快恢复第一系统表部元气，甚者调治第二系统，升提中气。二是祛除所感时邪。依这个办法治疗很少有不愈者。若不愈者，必是邪不在气分，如已在血份、阴份；或感染了非常之邪，如疠气。

（一）外感风寒的复气治疗

1. 受寒后体内燥热乏力案

程某　男　63岁　2006年5月23日

自觉恶寒乏力，体内躁热五天。缘于病前淋雨受寒。病人体格强壮，性格拗拗，属于不大相信医生话的那种人。此次实在是由于极度乏力，既觉体表恶寒又觉身内燥热，实不能耐受而来就诊。现：体温36.3℃。脉中取洪、有濡意，浮取紧。

复气辨证：脉证合参这是个寒包火证。脉浮紧是外感寒邪后第一系统表部元气受抑。中取洪是第二元气活动代偿性增强，濡是湿。

柴胡20g，桂枝10g，白芍10g，黄芩10g，法夏10g，生姜3片，大枣5枚，党参10g，生甘草10g，茯苓10g，佩兰10g，薄荷（后下）10g，生龙骨（先煎）20g，生牡蛎（先煎）20g。2剂。

前药一服后诸症悉除，既未服药，亦未出汗。

方药释义：这是调机复气汤的变方，亦可认为是柴胡桂枝汤。用薄荷是开表，中的湿邪用茯苓、佩兰，用参、枣、姜是助第二系统生发，提升中气。

临证诀窍：这个案例，病情不算严重，但元气系统布局很典型。放在这里是向初学者示例顺势调气转机的路子。临证要善于体会体内那种因感邪后元气抗邪的反击之势。这是元气系统的生理病理所在。用药上顺势随证调和，大气一转证即解。

2. 感冒半月不愈案

陆某　女　62岁　2004年10月25日

感冒半月未愈。鼻塞甚，先用苏、杏、石、甘、枇、芩，1剂，鼻塞即通；再诊：喉痒，咳嗽，咳少量白痰，胃纳减。此形寒伤肺，仿用叶天士辛甘温法。

桂枝6g，白芍10g，杏仁12g，生苡仁12g，茯苓10g，白前10g，生姜6g。3剂。

临证诀窍：桂枝汤加杏仁、苡仁这是《临证指南医案》上的方子，尤其是小儿感冒风寒后鼻流清涕、咳嗽等症用之效果非常好。

随访，患者只服1剂病即良愈，余药未服。

（二）湿热喉痛证的复气治疗

1. 感冒喉痛半月不愈案

闫某　女　30 岁

感冒喉痛半月未愈。现口干，月经将至，舌中、舌根苔腻，右尺滑大。

复气辨证：此证虽然是起于感冒，但脉诊上却未见外伤气机脉。右尺滑大，舌中、舌根苔腻，确是湿热为患。病位处在阳明经腑证之间的一个状态，宜清透之。

白茅根 20g，夏枯草 3g，生地 6g，炒白术 10g，连翘 10g，金银花 10g，生苡仁 20g，苦参 3g，南沙参 20g，车前草 20g，山豆根 3g，杏仁 6g。2 剂。

二诊（11 月 16 日）：药后感冒症状稍好转，咽喉已不痛，但觉干涩似火燎，口苦。右关尺大。

病机分析：病已归腑，可清泄之。

柴胡 10g，黄连 10g，酒军 10g，瓜蒌皮 10g，丹参 10g，生甘草 6g，丹皮 10g。2 剂。

三诊（1 月 17 日）：患者回家服第一次药后即觉火气下去，人颇感舒适。遂把 2 剂药连着在一天内煎服完。现自觉喉部已无火。但觉胃堵，头晕甚，右关下滑。依脉是伤食、伤气之故，询之果然。处以和胃消导之剂。

生牡蛎（先煎）20g，煅龙骨（先煎）20g，枳实 10g，党参 15g，谷麦芽（各）10g，炒神曲 10g，炒山楂 10g，槟榔 10g，竹茹 10g，天麻 10g，鸡内金 20g，石菖蒲 10g。4 剂。

药后，诸症悉愈。

临证诀窍： 临床上观察到，外感病常会有一个由经入腑的发病规律。笔者所处江南地区，若遇此证常表现为一个湿热蕴结、胃肠积滞证。感冒的病人中常表现有缠绵难愈的咽喉疼痛，咽部常红肿，上有黏腻之分泌物，扁桃体或肿大但不甚红。此等证在治疗上不能光事清热解毒，要注意配合消导治腑。

2. 喉痛发热案

陆某　男　26岁

昨起发烧，喉咙痛。现体温38.5℃，咽部充血，扁桃体Ⅱ°。

复气辨证： 这个病人是湿热在营卫，治疗上用辛凉清透的办法。

滑石（先煎）20g，生地10g，白术6g，云苓10g，车前草12g，白茅根20g，佩兰（后下）6g，薄荷（后下）10g。3剂。

临证诀窍： 清热解毒的方药苦寒居多，俗云“苦寒败胃”，用此类药治咽喉痛常是痛未解胃先痛。我临床上常用利湿中佐以辛凉清透，治此等证颇效。上药一服后烧退，喉痛止。来电询问余药是否继续服用，告知但服无妨。

3. 喉痛如哽案

李某　2005年9月2日

喉痛如哽一天。查体：咽部充血，扁桃体Ⅱ°。舌红苔薄腻微黄，右关滑弱。此湿热中阻使然。为拟一清热化湿之方。

桂枝6g，半夏10g，七叶一枝花15g，土茯苓30g。1剂。

临证诀窍：通阳可以化湿。与上例相比，同样是湿热，但这个病人有中焦气虚的问题，所以治疗上虽然仍走上方的路子，但调中走气之品变辛凉为辛温，因喉痛如哽较甚故同时佐用清热解毒的七叶一枝花和大量平淡的土茯苓。一服良愈。

4. 乳娥（急性扁桃体炎）案

卞某　男　13岁

奶奶代诉，患儿喉痛如针刺已二天。口服阿奇霉素无显效。每日至晚发热38℃左右。既往稍累即发扁桃体炎。诊之38.2℃，两侧扁桃体Ⅲ°肿大。舌苔黄腻、舌边红。

柴胡10g，香附10g，僵蚕10g，桃仁10g，红花2g，山豆根10g，生甘草20g，桔梗10g。3剂。

阿奇霉素原量续服，药后一天痛止，望之两侧扁桃体Ⅱ°。

临证诀窍：这个方子是用大剂量生甘草解毒缓急止痛，同时配合解毒活血通经之法。喉痛时局部会气血壅滞。气血壅滞有两面性，一方面气血壅滞可以形成屏障拒邪，另一方面气血壅滞会导致疼痛加重。对于喉痛锁喉一证，中医向有开郁之手法治疗，其实质为通利局部气血所设。此方亦是借鉴为之。

（三）小儿中气虚寒发热的复气治疗

1. 感寒后发热案

缪某　女　9岁　2005年8月24日

感寒后发热两天，来诊前2小时已服安乃近半片。昨晚睡中从床上摔下。患儿每月必发热，对青红霉素、清开灵等多种药物过敏，故每次外感发热，家长及主治大夫都感棘手。现体温38℃，形瘦体弱，面白唇红、鼻周发青。

复气辨证：望诊“面白唇红、鼻周发青”，这类患儿在临床上很多见的。依元气系统病理去分析，这种病局的出现是核心问题，是由于中气虚寒导致的。依证断为寒包火，肺家壅热，中焦失守。所以治疗上当温收清下并举。

莲子15g，白术6g，蝉衣10g，炮姜3g，滑石12g，车前草10g，白茅根20g，云苓10g，黄芩2g，仙灵脾3g。2剂。

每3小时服1次，2剂连服直至烧退。

二诊（8月25日）：体温37.4℃，昨晚不欲食，腹痛作泻，自觉喉痛。查体：咽部略红，舌苔略腻。

复气辨证：这里的腹痛作泻是温守中焦以后中气来复、邪归阳明之佳兆，发热虽退仍当顺势导之以祛余邪。

今日查血象：WBC 12.9×10^9/L，L 22%，N 72%

白术10g，白茅根10g，车前草子（各）10g，柴胡12g，桂枝6g，白芍10g，炒苡仁12g，木蝴蝶6g，莲子20g，干姜3g，黄连2g，生甘草5g。1剂。

三诊（8月26日）：药后腹痛泻泄止，咽痛消失，舌尖及颊黏膜起数个针尖至绿豆大小溃疡。苔腻，脉略数。

复气辨证：口溃是营分之余热外散。中气虽复，但中焦虚寒本证尚在。

附子理中丸3粒，一日二次，口服。

CO-VitB液3ml，一日三次，口服。

自后三年不曾发烧。2008年9月流感后发热，依法治之速愈。

2. 发热咳嗽案

承某 男 24月

发热咳嗽，在某医院输液治疗两天不效。现测体温39.5℃。

复气辨证：元气布局为表部元气虚浮于上，中焦气滞，下焦虚寒。高热不退，三焦元气俱动而有拔根之势。当防变证出现。治疗上急当收摄后天中气，清透湿热。

炮姜3g，生牡蛎（先煎）20g，杏仁6g，生苡仁10g，淡竹叶6g，茅根20g，生地10g，陈皮6g，蝉衣6g，石菖蒲6g，车前草10g，莲子10g。2剂。

煎药一服，烧退咳止，余药未服。兹后孩子又发烧，家人给服前所剩中药，烧亦退。

3. 下午发热案

倪某 女 9岁 2005年11月11日

每日下午差不多2～3点发热，病已一周。现体温38.5℃，望之唇红面白隐青。

复气辨证：依望诊是中气虚寒、肾不纳气之局。治疗上温收中下二焦元气即可。

炮姜6g，白术10g，菟丝子10g，女贞子10g，杏仁6g，炙甘草5g，车前草10g，莲子15g。5剂。

药后两天即不再发烧。

4. 午后发热案

陈某 3岁 男 2005年12月6日

近一周来每天下午3～4时发热，体温38.5℃左右。若服泰诺后至晚十一时退烧。血常规：WBC 9.4×10^9/L，L 20%，G 50%。

复气辨证：此例是中气虚寒后阳明湿郁发热。治疗上以淡味表散之即可。

炮姜6g，竹茹10g，连翘10g，滑石（先煎）20g，佩兰10g。2剂。

药后尽剂烧退，未再反复。

临证诀窍：小儿中气虚寒的发热，临床上很多见，西医药治疗一般只能暂效。因为患儿有中气虚寒的本证，所以一有外感诱发，第一系统表部元气即抗邪后不能回复。对中气虚寒证的判断可以通过望诊得之，唇红面白鼻青是其要点。此证的最佳治疗是温摄中气，佐以清透。药后小儿常涔涔汗出或解下滚烫小便而烧退。用炮姜、莲子、车前草等药治小儿发热，最早得之于我的启蒙老师李辛，此法微妙异常，收效甚速，实是中医王道之治！岭南郭梅风老先生亦有相似用药法门，学者可共参之，当得守中调气之妙义。

四、复气治疗在咳嗽中的应用

咳嗽是临床上最普通不过的病证，但很多大夫都有这样的经验，有时咳嗽是很难治的，可以说是中西药叠进而寸效全无。复气疗法不管是对外感还是内伤引气的咳嗽都有良效。从复气的角度来看，对于咳嗽的治疗，入手着眼点是要恢复第一系统表部和上焦的气机。**所以我拟定咳嗽的治疗大原则是外祛时邪，内复气机。**而对于那些久治不愈的咳嗽、剧烈的咳嗽则要查找原因。就从治疗上讲，这类咳嗽除了调机复气外，有时是要治到血脉络脉一层的。在对咳嗽的治疗中，对于专门的止咳平喘药我是用得不多的，这些药物确有止咳、化痰、理肺气的功能，但我经常只是在咳嗽调平气血后的恢复期择其一二味以作治疗收功之用。实践证明，当我们理顺上焦的气血后，咳嗽一般都能痊愈或减轻，此也是我的临证一得。

（一）久咳不愈的复气治疗

1. 喉痒咳嗽

章某　女　65 岁　2006 年 11 月 6 日

自诉喉痒则干咳，半夜为甚，病此已 30～40 年。多年来曾多次胸片、胸部 CT 检查都示无明显异常，患者对此已丧失治疗信心。此次因咳嗽加重、下肢酸甚，经人强力推荐而来院诊治，故而亦是抱着侥幸一试的心态。有高血压病史，现服心痛定、复方降压片治疗，血压控制良好。诊得左关独弱，右关尺脉滞。

复气辨证：该患者存在第一系统表部元气不足的问题，原因是第二系统生化欠佳、腑气呆滞加之肝血不冲的缘故，所以外伤脉不能显露。患者脉象亦显示肝血不足，胃肠气滞。故先拟和营通络，行气健卫，气血双治之法治之。

紫苏叶12g，防风10g，炒白芍10g，当归10g，桔梗10g，生甘草10g，柴胡10g，大腹皮15g，生姜5片。3剂。

方药释义：此方用白芍、当归、生草、生姜补肝血和营通络以资生化，大腹皮调肠胃气滞，同时用苏叶、防风、桔梗、柴胡温升中上焦之气，以调复第一系统表部气机。

临证诀窍：我用苏叶治风寒咳嗽，最初是得之于唐步祺先生所著《咳嗽之辨证论治》一书。苏叶外解风寒，内理肠胃，能行散中上二焦之滞气，风寒咳嗽用之颇效。

二诊（11月9日）：患者复诊自云大喜过望。药后咳嗽明显好转，几十年来服药无数都未曾有此效果，睡眠亦未曾像这几日来睡的如此安稳。诊得脉来见有滑实之象。

复气辨证：脉滞见退是气机复转之兆；脉来有实象，气复后正气祛邪，是血中有邪热的缘故。病机既明则进一步治疗考虑效法温病门从卫、从腑这两条路散邪，因卫、腑两路是身体散外邪的两个主要途径。

原方加薄荷10g，桂枝5g，酒军3g，橘络10g。3剂。

三诊（11月13日）：药后咳嗽进一步好转，患者矢气频转，大便顺畅。这是经腑气通、邪热见散之候。上方去薄荷加紫菀10g，款冬10g，杏仁10g，蝉衣3g。2剂。以润肺止咳收功。

四诊（11 月 16 日）：药后咳嗽已愈，脚酸也好。诊得脉势和缓，告之病已愈，可不必再服药。

随访至今未再咳嗽。

2. 咳嗽两年不愈案

徐某　女　59 岁　5 月 12 日

咳嗽两年，晨起为甚，痰少难咯，脚跟痛。诊得右寸滞，左三部沉实有力。

复气辨证：此证元气布局是表部气弱，上焦气滞。《黄帝内经》云“五脏六腑皆能令人咳”。脉象所示是木火刑金之证。故调理脏腑气机即可。治当行散肝气，收敛肺气。

柴胡 10g，当归 10g，香附 10g，郁金 10g，荷叶 10g，龙骨（先煎）10g，生牡蛎（先煎）20g，五味子 10g，苏叶 10g，生地 10g，生甘草 10g。5 剂。

方药释义：药用柴胡、当归、香附、郁金、牡蛎、生地散心肝之郁火，龙骨、五味子敛气，苏叶、荷叶理肺胃之气，甘草缓急止咳。

药后咳嗽愈，脚跟仍痛。

3. 闻油烟则呛咳二十年案

冯某　女　62 岁

素有炒菜闻油烟味则呛咳之固疾，病已 20 余年。今外感风寒后又添喉痒咳嗽之病，已然半月。兼见大便干，头晕。测血压 120/80mmHg。脉得右寸弱、关实，左寸弦紧、关大。

复气辨证：此例元气布局上是上焦气弱，中焦气滞。脉象显示的是心胃火旺、肺气虚弱之象。肺脉起中焦，清胃可以肃肺。借用小泻胸汤。

全瓜蒌 30g，黄连 6g，枳实 10g，代赭石（先煎）20g，竹茹 12g，白前胡（各）10g，生黄芪 10g，生甘草 10g，沉香曲 10g。3 剂。

二诊（8 月 23 日）：药后病情好转，诊得右关强，右寸弦大见滑。

复气辨证：右寸弦大见滑是调气治疗后肺部气机通畅，正气得以祛邪，故显痰脉。治疗上当顺势降气化痰。

炒苡仁 10g，葶苈子 12g，杏仁 15g，大贝母 12g，白术 10g，全瓜蒌 20g，枇杷叶 15g，云苓 20g。3 剂。

药后咳嗽良愈。

临证诀窍：治病如解扣。很多时候不是药不灵，只是投药的时机不对。所谓投药的时机，就是要按机体的显示顺势去用药，机体显什么路，就按这个路走就能中的，这个办法从传统讲就是辨证论治。

（二）干咳呛咳的复气治疗

1. 干咳一月案

陈某　女　52 岁　12 月 29 日

干咳一月。上月赴北京出差后起病，已输液抗菌平喘治疗十余天不效。现喉痛、口中发腻。自云每次咳嗽必自胃起（自觉胃中有股气冲起）。大便调，停经。望之体瘦，面色如尘，色带青黄。

复气辨证：面带青黄、胃气上冲皆是体内气机瘀滞的表现。体瘦、面色如尘是痰湿之体。北方干燥，是湿盛之体中了燥邪。肝郁脾虚，湿体中燥邪，当调肝脾。可用辛散法治之，以辛能开郁调气，辛能润，辛能散。

柴胡 10g，薄荷（后下）12g，陈皮 10g，炒苡仁 10g，射干 15g，枳实 20g，厚朴 6g。3 剂。

方药释义：从形证上讲，此方柴胡、薄荷疏肝理气并能解表，陈皮、枳实、厚朴调胃燥湿健脾、下气化痰，射干治喉痛，薏苡仁通经化湿。

二诊（2007 年 1 月 3 日）：患者服前药第一次即腹泻五次，咳嗽加剧，心生疑惑，甚惧。询问介绍其来诊者，被告知彼医医术高明，药甚灵，可放心大胆服用。果服第 2 剂开始，咳嗽显著好转。现已不咳，唯被香烟呛后偶咳。

复气辨证：腹泻是体内气机转动，外邪从腑而出的佳象。仍宗前法，气行后当加收气之品。

龙骨（先煎）12g，生牡蛎（先煎）20g，枳实 15g，羌活 6g，柴胡 10g，香附 10g，苍术 10g，云苓 10g，荷叶 10g。2 剂。

方药释义：龙骨、牡蛎敛气止咳，柴胡、香附疏肝，枳实、羌活、苍术、云苓、荷叶理中焦，仍是木土同治，调气以善后。

临证诀窍：中经溜腑是外感邪气的一个传变途径。邪气入腑后下之即可。复气治疗本身可以促使邪气归聚阳明，进而从阳明导出体外。

2. 干咳一月案

陈某　女　9 岁　2007 年 5 月 7 日

先病感冒，外症稍好后就干咳不停，病已一月，多处求治不效。望之面白带黄，两颧隐红，唇色暗，呛咳连连，言语中气不足。

复气辨证：这个小患者是中气不足，第一系统表部元气虚弱，以致身体无力祛邪于外。形症上讲是病关肺胃营卫。故治疗之法当从温中复气、调和营卫入手。

白术10g，防风10g，荷叶5g，党参10g，吴茱萸2g，生龙骨（先煎）10g，生牡蛎（先煎）10g，蛇舌草20g，蒸百部5g，杏仁12g，苏叶10g，生甘草5g，桔梗2g，当归5g，白芍5g。2剂。

方药释义：白术、荷叶、党参、吴茱萸升补胃气；百部、杏仁、苏叶、桔梗温肺理肺，当归、白芍调营，白花蛇舌草清湿热，龙骨、牡蛎收敛神气，生甘草缓急止咳。良愈。

3. 干咳半月伴胸闷案

卞某　男　69岁　6月20日

干咳半月、胸闷十余天。兼见口干，大便干结。舌前1/3鲜红无苔。

复气辨证：这是个上焦气滞证。舌鲜红无苔是新近津液耗伤，无液则气不行，气不行则滞，气滞则咳闷。法当增液以行气调气。

生甘草20g，生地20g，麦门冬20g，川芎10g，全瓜蒌20g，佛手10g，郁金10g，降香（后下）10g，檀香（后下）10g。3剂，良愈。

临证诀窍：川芎是行气血的好药，此处加在群阴药里更倚重的是它的燥性。生甘草一物多能，在此方中是主药。

4. 喉痒呛咳两月案

邬某　女　68岁

喉痒呛咳两月。现气喘，痰声漉漉，动则汗出，心下咳则牵痛；烧心，不思食，受寒则腹痛。胆囊切除术后4年，现刀疤仍痛。望之体形肥硕，面黄萎而白，唇色乌紫，右关弦。

复气辨证：就咳嗽而言，此人是寒伤营卫，第一系统表部气机受抑，中气虚寒。治当温运中焦之气以和营卫、散寒邪。

苏叶梗（各）10g，防风10g，桔梗10g，生甘草6g，干姜10g，炮姜10g，云苓20g，当归10g，川朴10g，桂枝10g，白蔻仁（后下）10g。3剂。

临证诀窍：温中运气是第一系统从中焦入手祛邪的一个典型用法。就温收中气而言，干姜甘草汤是的治之方，我的经验是干姜、炮姜可同用。中气虚寒的情况下，若不守中而单用风药散寒气，要么一蹴而就，要么会重伤元气，因为这是无根之治。

12月9日随访，药后咳嗽即愈，胃在口服药后亦佳，烧心症亦消失。

（三）外感咳嗽的复气治疗

1. 风寒咳嗽案

何某　男　6岁　11月14日

流感后咳嗽不愈一周余，咳泡沫痰。舌苔薄白微腻，脉势稍大。

复气辨证：这个病人当是风寒在肺导致的肺部气滞。泡沫样痰说明寒邪伤到了水分，脉大提示邪气有入血化热之势。宣肺即能调气，佐以治肺部血水。

杏仁10g，白蔻仁（后下）6g，苏叶10g，鱼腥草10g，生甘草6g，蝉衣5g。5剂。

药后良愈。

临证诀窍：苏叶、白蔻仁、杏仁温行肺胃，表散风寒止咳，鱼腥草、蝉衣、生草辛甘凉散血热。这个病人不能用桂枝汤加杏仁、苡仁来治，因为证有化热的趋势。

2. 小儿咳嗽案

何某　男　9岁

咳嗽三天，咯少量泡沫样痰。测体温37.5℃，咽部充血，舌苔稍腻，右部脉微浮大。

复气辨证：这个病人是外感风寒渐化热，表部元气稍浮，故右脉微浮大。

山药10g，五味子6g，荷叶3g，山萸肉2g，木瓜6g，青黛2g，地肤子2g。1剂。

良愈。

方药释义：方用山药、五味子、山萸肉收敛元气，荷叶升中气，木瓜、地肤子化湿止咳，青黛去血热。

按：此方是仿北京王鹏飞老先生医案而治，果1剂而愈，特志之。

3. 同病异治，一家三口中时邪咳嗽案

冯某　女　34岁　1月20日

干咳十余日，不思食，大便不干，面部痤疮。

复气辨证：邪伤肺络，中气呆滞。肺脉起中焦，若胃气不和则干咳难愈。

黄芩15g，法夏10g，荷叶10g，青皮10g，陈皮10g，泽泻10g，枳实10g。5剂。

药后干咳愈，痤疮亦明显消退。

赵某　冯某丈夫

干咳一月。赵某是其家中最早发病者。查咽部充血明显，扁桃体不肿大，吸烟。

复气辨证：邪伤肺络，三焦气滞，肺阴不足。小柴胡汤起阴气，能通腠理至上焦津液，故借用之。

半夏10g，柴胡10g，黄芩10g，五味子10g，枸杞子10g，荷叶10g，生地10g，前胡10g，马兜铃10g。3剂。

良愈。

赵某　冯某公公

咳嗽一周，有黄白黏痰。诊得右关弱。

复气辨证：中焦气虚则肺脉无根，自然无力祛邪。患者年高，宜从平调中焦入手，运中焦化痰止咳，因其暂无表证。

黄芩10g，法夏10g，陈皮10g，荷叶10g，白前10g，车前子（布包）10g，生龙骨（先煎）10g，女贞子10g。3剂。

按：2007年3月17日来告，回去后各服己药，咳嗽均应剂而愈。此一家三口相继感冒后咳嗽，当时正是流感季节，若按所感病毒来讲恐是同一种病毒。但所伤元气的部位和性质都不一样。复气疗法重在调复元气，像这种外感疾病可以一律用调复第一系统气机的办法从外而治，如用调机复气汤者，亦可随元气布局不同随势而为。这是中医辨证论治精义所在。

4. 咳嗽梦呓案

卞某　男　5岁　2007年5月3日

奶奶代诉，上月感冒后咳嗽至今已两周。两周来，睡中手脚躁动，翻身频繁，梦话不断。望之面白隐青，唇暗红。

复气辨证： 面白是肺有寒，青是肝色，唇暗红是脾热，梦呓不断是邪热扰神。当设一外散风寒、内清邪热之法治之。

防风5g，苏叶10g，吴茱萸0.1g，干姜2g，白术10g，泽泻6g，桔梗5g，生甘草6g。2剂。良愈。

临证诀窍： 此处单用泽泻从水道清导里热，以热未结时宣通即可，非必用寒凉。妙在不用苦寒重镇之品，而能使寒散热行两不相干。

5. 阴虚并湿咳嗽案

卞某　男　12岁

咳嗽一周，有黄白黏痰，时有低热，舌质鲜红，唯舌中一小处苔白厚腻。脉弦略数。

复气辨证： 从脉证来看，这个患者的元气布局是第一系统表部气机尚可，肺气阴两伤，中焦气滞。所以时有低热，舌色鲜红。整舌鲜红但舌中见一小块白腻而厚的舌苔，是因为这个病人素有湿阻中焦之患。故调此患者气机当从清肃肺胃开始。

半夏15g，黄芩10g，橘络10g，荷叶10g，桑葚20g，茯苓15g。3剂。

药后咳嗽低热皆愈。

临证诀窍： 桑葚不滋腻，诚补阴补肺良药。半夏则是和胃化痰的主药。阴虚的人能不能用半夏？就这个病人而言，咳嗽、吐黄白黏痰、白厚腻苔显然是适用的，但就舌色鲜红而言，确是使用半夏的大忌。事实上，在复气治疗的大背景下，不同药性的药在体内各解其结，各种阻碍气机的结散开后，元气系统就能正常运转起来，体内正气来复，疾病向愈。我用《伤寒论》竹叶石膏汤治阴虚夹湿的发热证亦是此心法。

6. 咳嗽夜热案

陈某 女 58岁 2005年3月25日

咳嗽连连，吐灰色黏痰，怕冷恶风，至夜发低热，病已十余日。口干，大便本干，近食荸荠后好转。诊得唇红，舌苔厚腻、中间夹杂花剥。左脉濡弱。

复气辨证： 此人亦是气机阻滞在中焦，致使第一系统表部元气虚弱所致。从形症上分析是肺胃阴伤，痰湿蕴肺，食滞中脘。

南北沙参（各）40g，鸡内金20g，枇杷叶20g，桑白皮12g，生苡仁30g，荆防风（各）3g，地骨皮15g，川桂枝6g，广藿香6g，上川朴6g，浙贝母12g，合欢皮12g。3剂。

药后，诸症悉愈。

7. 感冒后夜咳案

袁某 6岁

入夜不咳则已，咳则连声不停，痰黏难咯，咳甚则呕，病已三天。病起于感冒稍愈后。左脉浮紧。

复气辨证： 患儿的元气布局是第一系统表部气机受抑。入夜而咳是营气受伤。故治疗当调养肺气，散寒于外即是安营于内。

防风10g，苏叶10g，杏仁10g，薄荷（后下）10g，炒苡仁10g，紫菀10g，款冬10g，炙百部10g，乌梅5g，木瓜10g，茯苓10g，青皮2g。2剂。

良愈。

方药释义： 乌梅、木瓜、百部、茯苓调养肺气。余药宣气散寒，止咳化痰。

8. 流感咳嗽案

何某　9岁

昨日起闷咳、流清涕，左脉浮紧、右关略大。近日小儿感冒咳嗽者甚众。

复气辨证： 这是个典型的外感风寒咳嗽案例。闷咳是肺气受抑，右关略大是中焦气滞。

柴胡5g，桂枝5g，赤芍5g，防风10g，黄芩5g，法夏5g，枳壳5g，泽泻5g。3剂。

临证诀窍： 调机复气汤治外感证甚良。此处未收气，而是通理中焦，从中焦运气祛邪。以小儿外感后中焦呆滞的多，中焦滞则起痰，亦不利肃肺宣肺。药后咳嗽即愈。

9. 风热咳嗽案

宋某　女　32岁　9月15日

咳嗽频频，黄痰多而难咯，咳则汗出，咽喉疼痛，病已三天。查体：咽部红肿，扁桃体Ⅱ°。脉浮大，舌红苔腻偏黄厚。

复气辨证：患者能汗出，第一系统表部气机尚通畅。故脉无紧象。证属风热咳嗽，参用桑菊饮法。

连翘 20g，桑叶 15g，菊花 15g，山豆根 6g，黄芩 15g，生甘草 10g。3 剂。

二诊（9 月 15 日）：前药服至第 2 剂，开始大便次数增多，现咳止痰消，汗出亦止，喉部不痛但有不适感。就诊时常叹气，询之与家事不顺有关。诊得右关大，舌苔薄黄腻。

复气辨证：风热已解，右关脉大是中焦气化不畅的表现。

党参 10g，玉竹 10g，黑山栀 10g，连翘 10g，法半夏 12g，竹茹 20g，生牡蛎（先煎）20g，丹参 15g，香附 10g。3 剂。善后。

临证诀窍：独大者病。右关大是临床常见的一种脉象，是中焦元气生化不畅的缘故。中焦气化不畅属元气第二系统的病变，属内伤气机的范畴。治疗上当从升降脾胃气机、理顺太阴阳明经脉入手。

（四）半声嗽的复气治疗

1. 半声嗽

卞某 男 8 岁 2006 年 7 月 22 日

半声咳嗽半月。服过阿奇霉素、止咳糖浆均无效。无寒热。诊见面色㿠白、内隐青暗色，舌苔薄白。脉中取紧。

复气辨证：患儿中气不足，第一系统表部元气为寒邪所伤。故面色虚白夹青，脉中取紧。

麻黄 6g，桂枝 10g，干姜 10g，芍药 10g，生甘草 10g，

法夏10g，细辛5g，五味子10g。2剂。

服1剂后，发烧至38℃。家长惊恐万分，半夜来电咨询何故，并云已服退烧药半片。告之这是体质在复原的好事，实不必服退烧药，请放心大胆继服第2剂。果应剂而愈。

临证诀窍：这是张小青龙汤方。一般认为小青龙汤治痰饮咳嗽，小青龙汤证出现痰饮是体内阳气损伤后水液不化的结果，核心是外寒伤阳，所有小青龙汤的用神是温运中气以散寒邪。我这里用小青龙汤来治干咳，是因为抓住了中焦阳气不足，表部元气被寒邪所抑伤的本质。患儿服药后出现发热，这是阳气回复后与寒邪相争的结果，这在给伤阳的孩子复气治疗的过程中常能碰见。

值得一提的是，有时阳气来复后疾病就此消失了；也有阳复后疾病还在，但原先寒证却转变成热证而继续用清热解毒法收功的。这是因为机体一开始就是感染的热邪，但因为气弱，形症上不能表达出来所致。这在本书理论篇中有论述。

2. 入冬半声咳嗽案

汪某　男　28岁　12月29日

每年入冬则咳半声嗽无度，至春暖始缓急。病已多年。诊得右关独弱，左脉紧。询之背常恶寒。

复气辨证：这也是一个中阳虚后第一系统表部元气不足的例子。当温运中气以令达表，气转则愈。

半夏10g，茯苓10g，陈皮10g，苏叶20g，防风10g，吴萸6g。2剂。

临证诀窍：经云阳者，胃脘之阳也！这是说中焦的阳气是后天阳气的根源。这种由于中气损伤后导致第一系统表部元气虚弱的案例，我们前面已经讲了好几个，这种局面在临床上是很常见的。治疗上必从温运中焦开始，正如总论所云："中气从之，气立乃固。"

理中焦治慢性咳嗽是一个非常有效的办法，属于治本的办法，以肺脉起中焦，培土可以生金的缘故。药后咳嗽良愈。

3. 小儿清嗓案

任某　男　6岁　7月27日

一月来常作清嗓卡喉动作、吐口水，家人询之则曰喉咙难受。诊之，咽后壁细小血管皆浮曲在表面，色暗红，淋巴滤泡增生，有泡沫样黏稠分泌物呈不规则条状附于上。舌红苔薄腻，脉微弦。

复气辨证：患儿的气脉布局还是可以的，故脉显微弦。病变在局部的形症上，是局部的慢性炎症，故在治疗上只需清利咽喉即可。

玄参6g，青果6g，佩兰6g，玉蝴蝶3g，芦根10g，茅根15g，夏枯草6g，薄荷3g，桔梗2g，生甘草3g。5剂。

临证诀窍：这种咽喉部的慢性炎症临床上还是很多见的，多数患者有外伤气机脉的存在，但也有气脉尚属调和的，如此例。对这类患者当嘱咐治疗期间少说话，尤其不能用力大声说话，不能吃煎炸油腻食品。需注意，这类患者汤药的药汁需熬的淡些，以代茶频频含饮效果最佳。正所谓"治上焦如羽"，轻剂常服则效。

回访，前药服2剂后症始减，尽剂而愈。

五、口腔溃疡的复气治疗

复气疗法对口腔溃疡有非常好的疗效。根据我的临证观察，元气布局的变动并不是口腔溃疡发病的直接原因，口腔溃疡的直接原因大多数是源于湿热流连营血分所致。这种热邪的来源以五志化火而来的居多，湿邪则来源于肠胃内湿为主。人体湿热为患常被形容为如油入面，甚难清理。尤其是有一类中阳虚弱的患者，一方面这类患者气虚后湿热深伏体内不能正常地被表现出来，这给治疗判断用药造成了难度；另一方面中阳虚弱后，后天元气失于收摄，造成元气的动态布局上向外，则第一系统表部元气浮越，一有外感内邪即被引动。这种口腔溃疡形成机理类似出疹，从里则形成伏火上冲之势，一有情志波动或内伤饮食则病情急剧加重。老百姓常说的“上火”多半是这两情况。

许多大夫治疗这类口腔溃疡时，苦寒养阴药用得偏多，这是不符合复气原理的。对于这种情况，清除湿热比较好的途径是按照复气原理，调机复气，恢复人体气机运动，顺着气机运动外散郁热、内清湿邪，这是一种标本同治的治疗思路。正复邪去，口溃即愈，这也正是复气疗法治疗口腔溃疡不容易复发的道理所在。

1. 口腔溃疡十余年案

刘某　男　30岁　2007年7月7日

上中学时即频发口腔溃疡，此起彼伏，发甚则满口皆破，疼痛难忍，甚是痛苦。因久治不愈，已然丧失治疗信心。因看到朋友亲戚的口腔溃疡均被吾治愈而再次萌发求治之心。来诊时正赶上口腔溃疡大发作，舌周、舌下、颊黏膜、口唇内侧到处是大大小小粟米至黄豆大的溃疡。自诉独自办厂压力大，常坐立不安，容易激动，口内疼痛不堪，夜不能寝。烟瘾大，一天 3 包烟，抽烟时胸口有火辣烧灼感，但不口渴，不喜饮。有慢性腹泻病史多年，受寒或饮食不慎即泄泻，泄时常有黏滞不尽感。舌苔略黄糙。脉势洪，左寸弱，右关弱。

复气辨证：患者精神躁动导致神气浮越，虚火内生，中气不足则泄难已，以致患者脉象整脉之势洪而左寸右关脉弱。所以患者已成一个心气不足、脾胃虚弱、湿热久蕴局。治疗上首当安定其神志，神定则心气才能定，心气足脾胃之气才能固健，脏气稳固，气机调复，湿热之邪才内生无源、外出有道。故首选调机复气汤调机复气，安神定志，坚阴散热，通利水道。

柴胡 10g，桂枝 10g，黄芩炭 10g，法夏 20g，生龙骨（先煎）20g，蛇舌草 20g，女贞子 10g，侧柏炭 10g，野菊花 10g，卷柏 10g，制乳没（各）10g，佛手 12g，生白术 20g，泽兰 10g，枳椇子 10g，陈皮 20g。5 剂。

方药释义：这是调机复气汤走中焦的加减法，用柴胡、桂枝、法夏、龙骨调机安神；生白术、陈皮、佛手、枳椇子理气健脾胃，调复中焦气机；黄芩炭、白花蛇舌草、女贞子、侧柏炭、野菊花、卷柏坚阴清湿热，养心气；制乳没、泽兰疏理血水通道，使湿热之邪外出有路。

二诊：药后除口唇内侧、舌下的几处大溃疡外，大部分口腔溃疡已愈，未再有新生溃疡出现。情绪稳定，睡眠踏实。最近食肉多则腹泻，胃纳差。诊得舌苔已化，脉紧。

复气辨证：舌苔已化是湿热将去，脉紧是湿热将去、寒气来复，仍易泄是饮食不节且后天脾胃之气尚未恢复。故治疗上当温清并举，仍从中焦入手，复其本气。

柴胡10g，泽泻10g，炒苡仁10g，女贞子10g，干姜10g，白术10g，香附10g，连翘10g，郁金10g，荷叶10g，侧柏炭20g，防风15g。3剂。

方药释义：干姜、白术、荷叶、防风、炒苡仁温运阳气，使阳气升发；柴胡、泽泻、女贞子、香附、连翘、郁金、侧柏炭坚阴清热。阴调阳运，热清湿去则本气自复。

三诊后口腔溃疡即全部愈合；腹泻亦止，偶食冰冷食物亦没问题。告知其气机初调，脾胃尚虚弱，务必注意摄生保养。兹后因办厂日夜疲劳，舌边又生一小溃疡，稍事调治即愈。

随访病情稳定。

2. 口腔溃疡半年案

徐某　女　42岁　2007年6月1日

近半年频发口腔溃疡，此愈彼发，疼痛剧烈，苦不堪言。诊时查得舌边、舌底、口腔黏膜散见小如芝麻、黄豆大之溃疡无数。诊得舌红、苔黄腻，脉洪。

复气辨证：元气布局上，表部元气稍浮，这个是没问题的，浮是湿热蕴于阴血分的缘故。故对此湿热为患者顺势坚阴复气，湿热即能被迫出体外！

柴胡5g，当归10g，地骨皮20g，元胡10g，黄连10g，生甘草10g。5剂。

方药释义：方用地骨皮、生草、柴胡、黄连坚阴清热；当归、元胡理血。药后口腔溃疡即痊愈。

3. 口腔溃疡二十余年案

顾某　女　37岁　2007年8月2日

口腔溃疡反复发作20余年，发则满口痛甚，不能饮食。24岁产后大出血行子宫部分切除术，自后常失眠，虽已疲惫不堪，但入睡困难，起大风则手术切口之刀疤疼痛。自手术导尿后，直至今日反复发作尿路感染。着凉则咳嗽起痰。性好强，对工作认真负责，脾气大。诊时见舌上有多处黄豆大溃疡，下唇内侧有一溃疡如蚕豆大。面色浮黄，大便干结。舌体薄大。左尺沉博，余脉弱。

复气辨证：失眠，脾气大，面色浮黄是神志不定、血弱气浮之故；反复尿路感染，左尺沉博，是湿热外散不得流连肾家之故；便秘是腑气滞。故治疗上必当安神调气，气复其位则湿热易去。

当归10g，生白芍15g，黄芪10g，干姜5g，酒军15g，全瓜蒌20g，蛇舌草20g，熟附片3g，生龙骨（先煎）20g，生牡蛎（先煎）20g，熟地20g，五味子10g，陈皮10g，肉苁蓉10g。3剂。

方药释义：当归、白芍、黄芪、干姜、龙骨、牡蛎、五味子行补敛，并用安定神志、调复气血；熟地、肉苁蓉、熟附片复肾家本气；重用酒军、全瓜蒌、陈皮、蛇舌草通腑泻湿热。

二诊（8月8日）：药后口腔溃疡已全部愈合，思睡，大便调。诊得左脉已调，右寸弦长、尺滑，右关脉沉取弱。

复气辨证：第一系统外浮之气收敛后，体内虚弱之处方显，故现此脾胃内伤之脉。法当燮理阴阳，运中焦，安上焦，平调气血。

柴胡10g，桂枝10g，黄芩10g，法夏10g，陈皮10g，吴茱萸2g，肉桂（后下）5g，干姜5g，桃仁10g，蛇舌草20g，生苡仁20g，枇杷叶20g，麦门冬20g，山药20g。3剂。

方药释义：这也是调机复气汤的变法，去防风、赤芍，改黄芩、法夏从中焦治。药后，自觉一身轻松，体力恢复，症情稳定。

4. 口腔溃疡半年案

蒲某　女　54岁

反复口腔溃疡半年。上月因胃溃疡住院治疗。胆囊切除已四年。现易怒，满舌大小不等溃疡，周身骨节酸痛，阴痒，大便时干时薄，月经尚有两月一潮而量多。诊得外伤气机脉，右脉浮大。舌边有瘀点。

复气辨证：周身骨节酸痛是表证未解、气机外伤之故。54岁尚有月经且量多，阴痒、易怒、口溃是天赋尚足而阴分湿热之故，右脉浮大是脾胃内伤之故，所以有胃溃疡、大便干稀不调之证。此例证情虽复杂，但治疗上只需调其机、复其气，守定阴阳，运转中气，和营利水，令气血各安其乡，正复则邪自退。

柴胡10g，桂枝10g，连翘10g，干姜5g，白术10g，滑石20g，陈皮10g，苡仁10g，附片2g，桃仁5g，红花2g，荷叶10g，白及10g，生地炭10g，炒蒲黄10g，车前草20g。5剂。

方药释义：柴胡、桂枝燮理阴阳，调机复气是定法；白术、干姜、附片、荷叶、白及调养脾胃，守住中气令其升发；滑石、苡仁、陈皮、车前草利湿；桃仁、红花、生地炭、炒蒲黄调和营血。诸药合用，各司其职，调转气机，有本有标，有治有权，药后诸症消失。

临证诀窍：很多口腔溃疡是胃溃疡的先兆。

六、脾胃病的复气治疗

中医药治疗脾胃病历来是强项，这可能是因为中医看重胃气，而养胃气的思想又符合中医顺生机而治的思想。历代医家在脾胃病的探究中形成了很多理论、验方。目前就脾胃病的核心治法探究，主要有升发脾胃阳气、养胃阴、通腑、理气等，在调理气机上主张脾气主升胃气主降，这些均为临床指导诊疗脾胃病所习用。我的复气理论治疗脾胃病在这些理论的基础上是有所推进的。

众所周知，脾胃位居中焦，是后天之本。复气论在总纲讲“阴阳内守，中气从之，六经守度，气立乃固”，这个中气就是以此后天脾胃之气化生为主的。气立包含着天人之间气场的协调运转交流，气立能不能固，很大一部分取决于中气能不能从之。中气的强建则主要在于脾胃之气的强劲。但就整个元气系统的划分来讲，脾胃当归属于第二、第三系统。平常我们习用的调胃气、养胃阴、温补脾胃阳、去脾家瘀血、通腑等办法即属于第二、第三系统的治疗范畴。我在这里重点展示第一系统同脾胃的图景结构，分析如何从第一系统入手调治脾胃病。

第一系统跟脾胃之间只是间接的关系。两者间的关系在于第一系统中焦所聚之气靠近脾胃，这股气会强有力地影响脾胃功能；脾胃为主生发的中气是第一系统元气的主要来源。习惯上我们常把中焦之气、中气、脾胃之气等同着来看，确实这三者间成分是有交叉的，但若细分三气在规模及所处系统部位上还是有差别的。中焦之气是第一系统在中焦所聚元气，脾胃之气是第三系统脾胃的本气，中气在第二系统表达时能兼容二者。脾胃病跟这三系统都有关系。脾胃病问题出在第三系统的脾胃之气时，有可能通过调治第一、第二系统得以治疗；问题出在第二系统的中气时，可通过调治第一系统和利用五行的生化克制来治；当问题出在第一系统中焦之气时，首先是通过调治第一系统三焦及表部元气虚实畅滞来治。第一系统在整个“天人合一”的疾病模式中起着桥梁中介的作用。六气可通过第一系统的介媒从第一系统表部元气开始，当然也可以是直接影响到中焦之气，进而影响到中气，甚至影响到脾胃本气导致脾胃发病或影响脾胃病的治疗预后。很多脾胃病常规调治不效是因为气机伤在第一系统，从第一系统入手解表调气则可获速效。著名的“逆流挽舟法”治腹泻就是这个道理。

（一）胃痛的复气治疗

1. 肾虚胃痛泄泻案

任某　男　31岁　2007年3月5日

胃痛，饥时为甚，泄水样便，一日3~5次，病已一周。前年胃溃疡大出血。此次自购雷尼替丁、洛赛克口服，然不效。望之面色灰暗，形寒气弱。诊得右关大而不实。

复气辨证：这个病证按东垣先生旨趣属于是肾之脾胃病者。形寒气弱是第一系统表部元气不足，面色灰暗是水侮土、肾虚寒饮上泛之证，右关大而不实是中气虚弱。此病核心在肾虚中寒。故治疗上当补中益肾，助其营卫，第一系统气机运转则天真之气可复。

柴胡 10g，香附 10g，荷叶 10g，龙骨（先煎）20g，羌活 10g，白术 10g，白芍 10g，龙胆草 3g，女贞子 10g，枸杞子 10g，菟丝子 20g，山萸肉 10g，杜仲 15g，泽泻 10g，佛手 10g。3 剂。

方药释义： 龙骨、羌活、女贞子、枸杞子、菟丝子、山萸肉、杜仲、泽泻补肾纳气；柴胡、香附、荷叶、白术、白芍、龙胆草、佛手补中升阳。此方用神在于柴胡、羌活两风药的应用，有此风药乃能转动枢机而成此行经调营卫之功。药后患者胃痛止、泄泻愈，自觉吃饭香，有气力。

难点： 中虚有寒而胃痛泄泻的患者能否用女贞子、枸杞子、菟丝子、山萸肉、白芍之类的偏阴性药？用这些药会不会加重胃痛腹泻？因为按照肾虚中寒、水饮上泛的辨证，常规选用桂枝剂、苓桂剂、干姜剂的大夫会比较多。问题的焦点在于用桂苓姜剂常规是在形证层用得多，这种治疗思路也是好的，治疗也很有效。我这里复气论用药路子主要是走在神气层，这个层次用药重点在调气，两者差别即是这个。实践下来，这个病人收到了非常好的疗效。

2. 酒后胃痛案

周某　男　29 岁　4 月 12 日

四天前过多饮酒后出现胃内隐痛、嘈杂不适至今。间断性失眠。诊得满舌白腻苔。脉弦紧，脉势大。

复气辨证： 这个病人元气布局尚可，病变主要在形证层，是胃家寒饮为患。法当温之，宗理中汤。

干姜（先煎）30g，白术 20g，茯苓 10g，龙骨（先煎）20g，生牡蛎（先煎）10g，蛇舌草 10g，香附 10g。2 剂。

良愈。

临证诀窍：患者云此药好喝，自觉第一口药喝下去胃内就舒适了。古代医案常用“覆杯而愈”、“桴鼓之效”形容中药起效之快，应该就是这个样子吧！我发现，一些需用干姜剂治疗的患者在服药后常有此快捷疗效，这跟干姜气味纯正雄厚有关系。若要大剂量使用干姜，可参考火神派医家的医案，他们对此积累了丰富的经验。我用干姜常先煎。

3. 胆汁返流性胃炎案

闫某　女　34 岁　2005 年 3 月 11 日

自 2 月 29 日起，饭后胃内胀痛、烧心、易饥、口苦、胸中板滞。月经半月一潮，现正值经期。胃镜示“胆汁返流性胃炎，胃动力低下”。诊得苔稍白腻。右寸关中取洪，余部弱。

复气辨证：此人的元气布局是第一系统元气虚弱，第二系统中气虚滞。中气虚滞不能统摄胃阴故胃酸反流，临床诸证毕现。当予调机导气通阳之法治之。

柴胡 10g，桂枝 6g，黄芩 10g，法夏 15g，檀香（后下）6g，炒苡仁 15g，川朴 10g，枳壳 10g，枳实 6g，云苓 20g，生姜 3 片。5 剂。

方药释义：此方是用调机复气汤调中焦的加减路子，用调机复气汤从中向外调转第一系统外围的气机，以疏导中上二焦元气；用茯苓从中向下淡渗通阳导气；用檀香止痛，疗胸中板滞。以脉势中取洪，故证虽虚而不用补气药。

临证诀窍：这是个典型的中焦虚滞之证。虚滞之证存在治疗上的矛盾：用补则更滞，用泻则更虚。到底该用几分补几分泻才恰到好处？常规的治疗理论对这个补泻的程度很难把握，全凭医生的临证经验。现在在复气理论的指导下，这个治疗矛盾就不存在了，我们无需去理会它有几分滞几分虚，只需用调机复气的办法拨动患者的气机，把人体引向“天人合一”的场中去，让天机去带动人机进行天疗，剩下的问题我们就不用去管它了。只待大气一转，人体开始生化，自然就会滞者通、虚者实，疾病向愈。

二诊（03月16日）：上药一服后诸症消失。今月事已过。诊得脉右关滑，是食甜食故；右尺实，是腰酸、肠腑积滞故。问之果然！

复气辨证： 服前药后气机已调，元气收敛，故诸症消失。惜患者饮食不节，今又食滞中脘。治疗上只需调理脾肾，运动中气兼消其食即可。

白芷3g，葛根10g，升麻3g，党参10g，生内金20g，生杜仲12g，云苓20g，生苡仁20g，杏仁10g，炒麦芽10g，白术10g，枳壳6g，五味子6g，生龙骨（先煎）10g，枳实3g，生牡蛎（先煎）10g。5剂。

善后。

随访，去年患者怀二胎后因妊娠恶阻来诊，知前药服后，临床症状消失，一如常人。

4. 慢性胆囊炎脘痛案

卞某　女　74岁

素有慢性胆囊炎、胆结石、冠心病病史。近日家事烦心，自觉胆囊炎发作，胃脘部痞满胀痛，后背恶寒甚。诊得：舌体胖、边萎尖红，少苔；右寸关大，左弦细。

复气辨证： 此例元气布局是第一系统表部气机受抑、中焦气滞，第二系统存有内伤气机的问题，故脉显右寸关大，左弦细。从形症层讲，舌体胖、边萎尖红、少苔是脾虚、肝血胃阴不足由来已久。今心经火旺，肝木克土，复感风寒，内外失和，病乃作！治当调其中气，复其营卫，泻诸有余，病当自愈。

柴胡10g，桂枝6g，黄芩15g，法夏12g，白芍10g，生甘草10g，党参10g，麦冬15g，郁金10g，香附10g，川朴6g，枳实10g，川栋子6g，元胡10g，全蝎3g，绿萼梅6g，八月扎12g。3剂。

方药释义：此处仍是用调机复气汤守中调气解表。

随访，前药服2剂后诸症悉除。

5. 胃食管反流病，每夜呛醒案

沈某　女　46岁　6月12日

患胃食管反流病已5年。多次胃镜检查均提示“胆汁返流性胃炎”。雷尼替丁、洛赛克之类药初服有效，现已无效。现胃内阵痛，每日睡至半夜必被从胃中泛起之酸水呛醒。呛醒后从咽喉到心下一路灼痛酸胀，痛苦不堪。口干，舌头常感烧灼刺痛，尤以阴雨天为甚，云当日起病时亦是舌先痛，进而返酸。大便一周一次。诊得舌体胖、暗红，舌边紫色，瘀斑瘀点明显。右寸浮跃，左脉尚可。

复气辨证：中焦气脉阻滞之故，是以右寸浮跃。可先降气，静观其复。

柴胡10g，桂枝10g，元明粉（冲服）10g，酒军10g，枳实10g，川连10g，元胡10g，女贞子10g，泽泻10g，桃仁20g。3剂。

方药释义：此处我用的是调机复气汤、桃仁承气汤两方中裁用之。因为该患者舌象上有瘀血的表现，加之便秘严重，所以在调气的同时在形证层上可用桃仁承气汤通腑化瘀通络。

二诊（6月16日）：药后疗效颇佳，胃痛即缓解，半夜未再被反流之酸水呛醒。大便一日一次。舌痛亦减轻。口苦。循经诊得：膻中至天突气结滞，建里空、经气结滞。右关缓大，左寸弦滞，左尺弱。舌边瘀斑已消失，瘀点仍有。

复气辨证：告知患者，依脉病是由情怀抑郁、心气结滞所致，患者连连称是。善言开导，兼用疏肝理气、和畅心脉之法。宗逍遥散之意。

柴胡10g，当归20g，元明粉（冲服）10g，生甘草10g，茯苓20g，代赭石（先煎）20g，郁金10g，赤芍10g，白芍10g，桃仁20g，乌药10g，香附10g，佛手10g。3剂。

三诊（6月20日）：药后入夜平躺时偶有恶心嗳气，酸水不多。既往阴天舌痛，服药后阴天舌头略麻不痛。今大便有黏滞不爽感。舌质暗红已退，瘀点仍在。右尺滑、关大，左三部微弦。

复气辨证：体内气机渐调，所以症情明显缓解。瘀血化后常有血热之变，大便不爽仍是腑气欠通利。故脉现左微弦，右关大尺滑。病势已然是强弩之末，随证治之可也。

柴胡10g，当归10g，黄芩10g，枳实10g，生龙骨（先煎）20g，生牡蛎（先煎）30g，桃仁20g，元明粉（冲服）10g。3剂。

麻仁丸，每晚服3g。

四诊（7月11日）：药后大便正常，舌头仍有疼痛的迹象。此次月经来下大量黑血块，无腹痛，经来3天即尽。月经过后自觉胃酸变多，胃内有烧心感，但还不至于半夜被呛醒。诊得左脉弱，右关稍大。

复气辨证：左脉弱是阴血不足，久病生化不及加之月事刚过所致。病情尚可，经气稍有逆象，调气和其血脉即可。

焦山栀15g，吴茱萸10g，丹参20g，茯苓20g，车前草20g，陈皮15g。3剂。

方药释义：焦山栀、吴茱萸、陈皮辛开苦降，守定中焦；茯苓、车前草淡渗通利导气以和阴阳；丹参利胃肠间血。

药后随访至今，症情稳定。

6. 饮证，胃酸过多案

陈某　男　30岁　2005年9月29日

近两年来胃胀时作，返酸甚，大便稀而有酸味。常自服雷尼替丁、洛赛克，服药期间症情可暂缓，但停药则发，今慕名求治。诊时观其面色黄白中隐青暗色。

复气辨证：此病就面色黄白中隐青暗色而言，无需诊脉就能了知是一个木克土饮证，问题出在第二系统。病痰饮者法当温化之，木气郁当疏泄之。

炒苡仁30g，茯苓30g，桂枝10g，苍术10g，姜夏10g，川楝子10g，川朴6g，泽泻15g。3剂。

服后诸症消失。

二诊，仍以原方3剂巩固。

后随防，除有时久蹲后觉胃内稍不适、嗳气外，胃胀返酸之证未再发作。

7. 胃酸过多真寒假热案

卞某　男　65

患胃内胀满作酸、返呛作呕、时痛之症5~6年，中西医治不能愈。平日口苦甚。舌深红、苔黄腻，细看略有水滑。右关洪大有力，左脉弦。

复气辨证：此病证颇能惑人耳目，初看舌深红、苔黄腻，右关洪大有力，病见胀满作酸，如此极似湿热中阻证，但从神气层望诊来看，显是中焦虚寒，第二系统中气不能守中之故。右关独洪大有力是独处藏奸，中气外浮不敛之故。仔细推敲外证其实也可发现端倪，真正的实热证舌苔不会水滑，外证亦当显承气汤证或三黄泻心汤证。这个热是胃肠道的浮热，是标证；本证是中焦虚寒，中焦虚寒后不能运化湿食，故表现出湿热证。

处方　干姜20g，生白术20g，党参20g，吴萸10g，荷叶10g，肉苁蓉10g，茯苓20g，陈皮5g。3剂。

按：此方服1剂后呛呕欲作不能，服2剂后胀消，服3剂后诸症消失。病家甚喜，以为病愈。恣饮白酒一周后觉胃酸稍作但不呕，遂来复诊。处以柴桂法调机复气，调和营卫，稍事调理即愈。

8. 急性胆囊炎案

胡某　男　51岁

右胁下疼痛，牵引右肩痛三天。睡前烦躁。大便尚可。诊得苔稍浊腻。脉右弦，左关弦长洪大。墨菲氏征（+）。

复气辨证：此病在形症上的发病部位很明确，就是在胆囊，是以左关弦长浮大。神气层看可见大肠络脉有瘀滞，故右脉见弦。胆气伤，络脉有瘀滞，所以睡前烦躁。

柴胡12g，枳实12g，干姜3g，云苓30g，炒苡仁30g，败酱草20g，木香10g，制乳没（各）10g。3剂。

临证诀窍：这是个从形症入手治病的方。此方服1剂后，患者胁下胆囊有收缩感，疼痛即迅速缓解。就是药汁如米糊般黏稠不好喝，苦得很。药汁黏稠是乳香、没药煎后融化之故。服药三天后大便开始干燥，呈颗粒状，状如羊屎，但能解下。

随访多年，胆囊未再痛过，饮食亦从不忌口。当日有一女孩同诊为“胆囊炎”，本意此方亦是的证，但知乳没难服，改用金钱草等常法治之，竟致病情反复，复诊两次，服药9剂始愈。腑病以通为用，病之治法常可从阳入手、从阴收功，通络即是从阴治之一法。

七、腹泻腹胀的复气治疗

1. 腹泻一月不愈案

陈某　女　32岁　11月21日

每日腹泻水样便三次以上，病程近一月。矢气多，屡服药不效。诊得左脉浮紧，右尺沉取洪大。舌偏深红。

复气辨证：左脉浮紧是外感风寒太阳表证未愈，是第一系统表部气机受阻。右尺沉取洪大是下焦虚寒、肠腑积滞，属第一系统下焦并连及第二系统生化无力的问题。运气分消之而病当愈。

酒军6g，胡黄连10g，荆防风（各）10g，白芷10g，小茴香10g，橘核10g，桂枝10g，大腹皮15g，肉豆蔻6g，枳实6g，生牡蛎（先煎）20g，焦三仙（各）10g，葛根12g，白头翁6g。3剂。

方药释义：荆防风、白芷、桂枝解表散寒，酒军、胡黄连、大腹皮、焦三仙、枳实推下积滞，小茴香、橘核、肉豆蔻温补下焦，葛根、白头翁止泻。

二诊（11月26日）：云服前药1剂后腹泻即止，停药后大便一日一次，软便。现觉食欲旺盛，但多食后胃内不适，小腹部怕冷，月事至。诊得表部气机已和，左关略滞。

苏叶梗（各）10g，土茯苓15g，苦参5g，小茴香10g，橘核10g，白芍10g，荔枝核10g，广木香10g，云苓10g，炮姜6g，炙甘草5g，焦白术15g。5剂。

临证诀窍： 患者药后诸症消失。二诊经来、左关滞，不用血份药是恐滞胃动血。复气治疗最擅长利用调动元气去带动体内其他物质的运动，所以我这里但从调补中气入手，而能令诸症消失。

2. 腹胀，大便黏滞案

赵某 男 21岁 2003年6月22日

苦腹胀，大便干稀不调，排便黏滞不爽，伴肛周瘙痒，病已7~8年。近一年来时常口内作酸，间断胃部隐痛。常觉小腹寒凉，恶风怕冷，稍劳作出汗则通体恶寒。有过敏性鼻炎3~4年，常年头昏脑胀，喷嚏连连。十年前患甲肝。观其面色偏皖白。脉得右三部浮紧，沉取脉大而又以右关独大。

复气辨证： 此例诸证虽多，但辨证上最要紧的是要抓住面色皖白、右三部脉浮紧二者，这是第二系统阳虚失润之明证。沉取右关独大是中气虚抗不敛，胃肠夹有积滞之故。治之可但在第二系统用功，调其经、复其阳可也。

肉桂（后下）3g，焦白术10g，云苓20g，生牡蛎（先煎）30g，宣木瓜15g，防风10g，熟附子（先煎）3g，吴茱萸1g。3剂。

方药释义： 木瓜、防风行气通经；白术、肉桂、附子、吴茱萸温补中气；茯苓、生牡蛎敛气导滞。

二诊：患者药后2~3小时许即矢气频频，如厕下硬粪块数枚，随后排稀便少许，自觉四肢温和，腹胀缓解。令患者颇为惊奇的是，每日排黏滞大便数年，肠中居然会有这么多的硬粪球。诊得脉右三部浮弦、左关独大。舌质红。

复气辨证： 第二系统中气虚甚，故服前药后积滞虽下但脉由浮紧变为浮弦并未敛下，土弱则木旺，是以左关脉独大。患者年轻，即是虚证，也不妨重剂填之以复中气。

肉桂（后下）5g，附片10g，酒大黄10g，青皮6g，防风10g，川朴10g，焦白术60g，桃仁10g。3剂。

方药释义：白术、肉桂、附子、防风、川朴、青皮调复中气，酒军、桃仁通络润腑。药后中气回复，脉势即平缓，诸症消失。

3. 肠痈（急性阑尾炎）案

徐某 36岁 2005年12月23日

脘腹痞胀三天，右下腹疼痛一天。病起于前日酗酒暴食后。现右下腹疼痛较剧，麦氏点（+）。苔浊腻，脉弦紧数。血常规 WBC 19.8 $\times 10^{12}$/L。诊为急性肠痈。

复气辨证：湿热壅积，肠腑气滞。

金银花90g，生大黄10g，皂角刺10g，红藤30g，败酱草30g，川朴15g，枳椇子10g，莱菔子30g，荷叶15g，苍术10g，柴胡15g，半枝莲30g，蛇舌草30g，广木香15g，连翘20g，山甲6g。1剂。

临证诀窍：这里是仿仙方活命饮制的清热解毒、通腑散结之方。

二诊（12月24日）：药后矢气频频，无腹泻。脘腹痞胀顿减，右下腹疼痛亦明显减缓。今日出现感冒症状。诊得舌苔薄白腻，舌尖靠右有瘀点，左关滑，余脉微弦。复查血常规 WBC 18.03 $\times 10^{9}$/L，N40%。

复气辨证：脉微弦是表气已复，勿为表证所惑。左关滑是湿热在血，仍当攻下之。

生大黄15g，丹皮10g，冬瓜子30g，元明粉（冲服）6g，桃仁15g，金银花30g，红藤30g，败酱草30g，广木香20g，生苡仁60g，川朴15g，枳实10g，柴胡30g，土茯苓60g，胡黄连10g。1剂。

三诊：药后仍未泄，右下腹疼痛已消失，感冒症状亦不明显。因患者急于出差，无时间煎服中药，给予头孢三嗪3.0，氧氟沙星0.2，bid，静脉点滴一次善后。

随访病愈。

4. 小儿消化不良案

张某　男　4岁　8月9日

纳呆、腹胀，大便泄水，病已半载。

复气辨证：是脾虚，温摄中气可也。

苍白术（各）10g，桂枝6g，党参6g，生牡蛎（先煎）12g，云苓10g，荷叶6g，炮姜5g，千年健3g，佛手6g。5剂。

临证诀窍：这里采用的是温摄中气，调复第一系统气机之法。需知温守中当令气能达表，此即扶助少阳春升之意，我在复气治疗中调阳常用桂枝。中气复，脾家即得休养，虚象即自解。药后患儿即诸症消失。

5. 吃面食则腹泻案

陆某　男　54岁　5月28日

吃面食则腹泻多年。无明确麦麸过敏史。近日腹泻症状加重，甚则为水泻，泄时腹痛。下肢酸乏无力较甚，自觉无力行走。诊得尺洪，苔白略腻。

复气辨证：是下焦元气虚浮之象，故见尺浮。后天元气以中气为本，拟先健中焦气，看下焦之气能否收藏。

炒白术60g，党参20g，茯苓60g，陈皮20g。5剂。

二诊（6月7日）：前药服后大量矢气，患者夸张地形容解手一次矢气多的几乎可以把马桶放穿！诸症均减，睡眠一般，脚仍觉乏力。脉得浮微弦，尺脉已敛。

复气辨证：药后下焦元气见收，按浮弦脉是第一系统表部元气弱。治疗上顺延前法，进一步升提中气，收敛元气。

炒白术60g，肉豆蔻（后下）10g，干姜10g，升麻20g，生龙骨（先煎）30g，白蔻仁（后下）20g。5剂。

按：药后泄泻即止，脉象平稳，患者自觉体力恢复。

6. 头晕，大便下黏白冻案

卞某　男　74岁　2007年5月22日

头晕蒙终日，甚者晕倒在地；腹阵痛则泄下黏白冻，病已一月余。腹痛泻黏白冻反复发作已有几十年，系年轻时于夏末长途跋涉后入深水河中洗澡受寒后得痢疾之遗患，每累则病发。昨日头晕较甚，晕倒在地，当时医务室测血压80/50mmHg。现血压107/75mmHg，心率85次/分。舌质淡，底有龟裂象，苔浊腻不均。尺脉浮动。

复气辨证：此亦中气虚之故，可参补中益气理法，以调复中气入手，稳固气立。

生白术30g，党参30g，白芷20g，防风20g，荷叶20g，生龙骨（先煎）20g。3剂。

临证诀窍：患者服药后诸症消失。约一年后，患者因周身肌肉关节酸痛，于下午三四点发热而就诊。询之前服药后腹泻黏白冻症一直未作，此次发热后又开始有里急后重感，疾似要重作。诊得是风湿热相合所得痹证，投麻杏苡甘汤3剂，诸症消失。

7. 便秘案

孙某　女　15岁

便秘，一周一次。胃胀，闻之口气秽。月经今年刚潮。舌质稍红，苔薄腻。脉得左寸动，左关弦。

复气辨证：气结之象，舒泄之可也！左寸动是心火动，左关弦是肝气滞。

香附10g，苍术10g，枳实6g，柴胡10g，连翘10g，焦山楂10g，佩兰10g，荷叶10g，当归10g，白芍6g。5剂。

方药释义：香附、柴胡、当归、白芍疏肝理气，苍术、枳实、山楂、佩兰、荷叶和胃，连翘去心火。五行调则气机转。药后大便二日一次，解大便爽。

随访至今，未再便秘。

8. 小儿多动厌食案

严某　男　9岁　2006年1月10日

家长代诉，患儿不论上课、在家均无一刻静时，厌食挑食厉害。循经诊得胃脘痞滞，心气散，脉得左寸浮散。

复气辨证：胃脘痞滞是中气弱，左寸浮散是心气浮动。痞之机在阴分，心神被扰，故见如是症。治当守中调营安神。

广木香6g，生牡蛎（先煎）15g，党参10g，五灵脂6g，柴胡10g，元胡6g，使君子8g，石菖蒲6g，生龙骨（先煎）15g。5剂。

方药释义：木香、龙骨、石菖蒲敛阳气安神；牡蛎、五灵脂、柴胡、元胡通络收阴气；党参、使君子益气治痞。

药后，患儿渐安定思食。

9. 胎黄案

陈某　女　36天　2005年11月20日

周身皮肤、巩膜轻度黄染。大便色黄，一日三次。倒奶严重。面部奶癣。患儿躁动哭闹，轻度脱水貌。

茵陈10g，丁香5粒，山栀3g，茯苓6g。3剂。

上药用有盖的杯子加适量清水后放锅内隔水蒸，取清汁，每次喂奶前服10毫升。

二诊（11月22日）：药后患儿思睡，黄疸显退，稀软黄便，一日三次，失水现象已纠正，偶倒奶。穿衣少着凉，咳嗽，腹胀。

茵陈6g，党参5g，云苓6g，白术5g，干姜1g，丁香3粒，大腹皮6g，平地木6g。2剂。

如前蒸服，药后诸症消失。

临证诀窍：小儿脏腑清灵，生机旺盛，气机一拨就动。用隔水蒸服的办法一则是药量少，二则这样的药汁清。

八、心血管、代谢异常类疾病的复气治疗

心血管及代谢类疾病往往病程漫长，在进行复气治疗时除了首先要恢复元气第一系统的运行外，此类疾病大都存在第二系统的病变，如常见的中气浮越。病程的后期则牵涉到第三系统的病变，第三系统的晚期若再进行病理逆转就比较困难。但早期我们通过调复第一、第二系统的气机，稳定脏器的外围气场，进而求治调复脏器自身的气脉，这种治法可以有效延缓甚至是终止疾病病程。如心脏病患者，待外围气场稳固些后，即可用各种疗法，如药物、针灸、推拿等调复心脏本身的气脉、经筋等。

1. 窦性心动过缓案

徐某 女 56岁 2006年10月16日

患窦性心动过缓多年，最慢时心率42次/分，某医大附院要求其安装起搏器，患者不从，经人介绍从老家专程来院治疗。有高血压病史多年，现服非洛地平治疗。现心率48次/分，血压142/88mmHg，自觉心里、胃中难受莫名。常失眠，平素性躁、好强，脾气大。舌偏红，苔薄腻。脉缓。

复气辨证：本例从元气层讲比较简单是气虚而滞；从形证层讲病机就比较复杂，心脏蕴热、肝气郁结、肾精不足、胃寒、湿气重。先从五行入手，分而治之。

生白术20g，升麻5g，葛根10g，党参20g，白芷6g，鸡

内金20g，大腹皮20g，玉竹20g，生地炭6g，黄连5g，远志10g，丹参10g，茯神10g，合欢皮10g，酸枣仁10g，连翘10g，菟丝子20g，荷叶10g，生龙骨（先煎）20g，泽泻10g，枳实6g，附片（先煎）6g。3剂。

方药释义：生白术、升麻、葛根、党参、白芷、鸡内金、大腹皮、荷叶、枳实，健脾和胃化湿，升举中气；玉竹、生地炭、黄连、远志、丹参、茯神、连翘、合欢皮、酸枣仁清心解郁；菟丝子、龙骨、泽泻、附子补肾纳气。

二诊（10月23日）：患者就诊回去当晚未及服药就突发面红、头痛，胸口胀闷难受，夜半送医院急救。急诊以“高血压”处理。现中药已服完，感心悸胸闷气短，血压尚稳定。诊得舌质红，苔薄腻，左关弱。

复气辨证：舌质红是心经火旺，血脉中有蕴热；左关弱是气虚，少阳枢机不利。补中益气汤加减。

生芪30g，党参20g，连翘12g，焦山栀10g，生甘草10g，升麻6g，柴胡10g，白术15g，龙骨（先煎）30g，桂枝10g，绿萼梅10g，香附10g，广木香6g，炒苡仁10g，陈皮3g，丹皮10g。2剂。

方药释义：本方用补中益气汤去当归，因当归动血，非血热所宜，加连翘、山栀、丹皮清血热，桂枝、龙骨收敛阳气，调理气机；绿萼梅、香附、广木香疏肝胆气；苡仁通经。

三诊（10月25日）：药后诸症稍好转，血压稳定。诊得舌红苔薄腻，脉弦。仍断为心火旺，元气不固。壮火食气，火与元气不两立，一胜则一复。故先复下焦元气，兼泻心火。

白茅根30g，淡竹叶15g，玉竹30g，生赭石（先煎）20g，生龙骨（先煎）20g，生芪20g，葛根20g，白人参15g，灯心草2g，肉桂（后下）5g，紫石英（先煎）30g，山萸肉30g，砂仁（后下）10g，黄连5g，生牡蛎（先煎）20g。3剂。

方药释义：人参、肉桂、山萸肉、砂仁、紫石英、龙骨、牡蛎温补下焦元气，并能敛心气，固第一系统气立；葛根、生黄芪升中气；白茅根、淡竹叶、玉竹、代赭石、灯芯草、黄连泻心火。

四诊（10月28日）：药后头重、胸口闷悸均好转。现觉胃内嘈杂，后背发麻。诊得左脉弦细偏沉，略数，舌质红，苔薄腻。

复气辨证：外症见平而心之本脏经气仍不复。实质上仍是心气弱，心经蕴有邪热。以心之络走胃，转道阳明导泻之。

苍术10g，白术20g，白人参20g，茯苓神（各）10g，荷叶10g，五味子10g，酒军6g，玉竹20g，丹参15g，凌霄花10g。3剂。

方药释义：苍术、白术、茯苓、酒军、丹参、荷叶走中焦，通腑泻热；玉竹、人参、五味子、茯苓神、凌霄花养心气。

五诊（10月31日）：药后头晕头重、胸口闷悸、背麻诸症均消失，出现口腔溃疡。诊得脉势已敛。

复气辨证：脉势既敛，出现口腔溃疡是心经郁热得散之佳兆。

上方加桂枝10g，连翘12g，枳壳3g。3剂。

六诊（11月3日）：昨日食香蕉后胃内不适。诊之是胃中无火，前方加炮姜6g，炙甘草12g，枳实3g，干姜5g，竹叶5g。3剂。

七诊（11 月 6 日）：病情稳定，无不适感，自己停服波依定已一周，血压 138/85mmHg。睡眠佳。心电图示：大致正常。诊得脉象和缓，左寸弦长。客居在外多日，病人思乡，现病已愈七八成，养之即可，遂处以温经复气之剂。

苍术 20g，白术 20g，人参 20g，茯神 12g，荷叶 10g，丹参 15g，玉竹 20g，酒军 6g，炮姜 10g，仙鹤草 10g，生龙骨（先煎）30g，生牡蛎（先煎）20g，炒苡仁 20g，五味子 10g，凌霄花 10g，桂枝 10g，当归 10g，菟丝子 20g，川朴 6g，杏仁 6g，连翘 6g，五味子 10g。5 剂。

带药回老家继服。

11 月 12 日从老家来电告知，回家后一切正常。血压 120/70mmHg，不服降压药。嘱其注意劳逸结合，密切观察血压、心率变化。病人要求续服几剂四诊方，觉得此方服下去心里就定。嘱其隔日服 1 剂，再服 5 剂。

2008 年 7 月，患者血压反弹来电咨询，达 140/90mmHg 左右，心脏除在阴雨天或生气发火后有轻微不适外，平时自觉舒适，因跨省路途遥远不便来诊，但是又不愿服西药降压，要求中医治疗。遂告知不必太忌讳西药，建议服寿比山维持血压，关键是要学会调节自己的情绪，调整生活习惯。

云茯苓 10g，连翘 10g，桂枝 10g，白术 10g，白芍 10g。10 剂。

临证诀窍：这是苓桂术甘汤化裁，去甘草之缓加白芍、连翘和营清心。服后病情稳定。

2. 糖尿病、高血压、高脂血症案

周某　男　50 岁　2007 年 1 月 8 日

糖尿病半年余，高血压病 2 年，高脂血症十余年。现服

珍菊降压片2片，一日二次；达美康2片，一日三次；孚来迪1片，一日二次。空腹血糖8.2mmol/L，血压140/95mmHg。现口干较甚，茶杯不离手，日夜不停喝水，小便频多，纳呆。舌红少苔。脉洪。

复气辨证：证属元气不足，津亏液耗，浮火为患。法当调中复气，益阴敛火。

生白术20g，荷叶20g，酒军10g，泽泻10g，生苡仁10g，山慈菇6g，女贞子20g，枫斗（先煎）20g，绿萼梅10g，五灵脂10g，黄精10g，生首乌10g，生龙骨（先煎）20g，生山药20g，枳椇子15g，葛花15g，太子参10g，绿豆衣15g。5剂。

方药释义：白术、荷叶、酒军、泽泻、山药、葛花、龙骨、枳椇子、生苡仁调中复气；女贞子、枫斗、黄精、太子参、生首乌、绿豆衣、绿萼梅、山慈菇调气益阴敛火。

二诊（1月12日）：患者回家后自行停服所有降糖药，珍菊片改服1片，一日二次。现口渴、夜尿明显好转，已无需频繁喝水起夜，血压133/88mmHg。近日熬夜后感冒，有痰难咯。诊得舌红、苔少黄腻。左寸关浮紧是外伤气机脉，右关大。

复气辨证：元气内耗后受寒，第一系统表部气机运动受抑；第二系统运化失常致使湿热内蕴。治当调复气机，外祛风寒，内和五脏，兼清湿热。

法夏12g，白术15g，天麻10g，荷叶10g，泽泻10g，生龙骨（先煎）20g，羌活10g，独活10g，枸杞子30g，枳椇子20g，生首乌20g，苡仁10g，菟丝子20g，五味子10g，柴胡10g，龙胆草10g，前胡10g，山药10g，炮姜3g，生牡蛎（先煎）20g。5剂。

方药释义：羌活、独活、前胡、天麻解表；柴胡、生牡蛎、生首乌、五味子、菟丝子、枸杞子、泽泻从肝肾调阴气；法夏、白术、荷叶、龙骨、山药、炮姜从中焦调阳气；枳椇子、龙胆草去湿热。

三诊（1月22日）：药后思睡，仍觉感冒，有痰，口里已有口水，每晚夜尿一次、尿出有力，下肢乏力，测血压130/85mmHg。黄腻苔显退。脉象左寸弱，较前柔和。仍宗前法。

枸杞子20g，独活15g，羌活10g，五味子10g，乌梅5g，龙胆草5g，半夏10g，荷叶10g，僵蚕10g，桑叶10g，龙骨（先煎）20g，生牡蛎（先煎）20g，丹参15g，粉萆薢10g，川牛膝10g，泽泻10g，女贞子20g，藕节20g，五灵脂12g，玫瑰花10g，绿萼梅10g，狗脊15g，杜仲10g。7剂。

按：藕节化瘀止血，平补阴分。

四诊：停服所有西药，今日测血压125/85mmHg，空腹血糖6.2mmol/L。自诉熬夜后又觉感冒，下半夜微口渴。舌质淡红，舌中见陈久性裂纹。脉微弦。

桂枝15g，龙骨（先煎）20g，生牡蛎（先煎）20g，泽泻20g，炒苡仁10g，羌活10g，防风10g，防己10g，枸杞子20g，五味子10g，乌梅10g，百部10g，女贞子20g，薤白头5g。5剂。

随访，病情稳定了半年左右，血糖、血压又开始反弹。由此可知养生预防之重要性。病者若想彻底治愈自己的某些疾病，就必须痛心改过自己的生活方式才可，这是个无形的、强大的致病力。仲景先师著《伤寒杂病论》叹曰：“举世昏迷，莫能觉悟，不惜其命，若是轻生，彼何荣势之云哉！而进不能爱人知人，退不能爱身知己，遇灾值祸，身居厄地，蒙蒙昧昧，蠢若游魂。哀乎！”良可叹也！

3. 高血压病用降压药频繁失效案

金某　女　45岁　2005年4月29日

血压升高6～7年。患者对于降压药无论贵贱、品种，初服都有效，但连续服用该药少则三月，至多半年该药即失效，血压随即飙升。有高血压病家族史。现体格壮实，血压170/110mmHg，易发火，不口苦，下肢易水肿，子宫已切除。诊得舌红、苔薄腻。左脉中取弦，右关独大而缓。现服开富特2粒，一天2次；心痛定1粒，一天2次。诊毕，此乃心病所致。告之，病者当即情绪激动、如遇知音，释然。

复气辨证：从神气层看患者是神志受伤，第一系统、第二系统气机郁滞，第二系统中气浮越。以五行分析来看，患者是木土失和，心气郁、肝强脾虚之证，所以左脉弦，右关缓大。从形证层看肝主条达，调气可从肝入手，实则泻之。

柴胡10g，龙胆草10g，当归15g，香附15g，郁金10g，苍术15g，云苓30g，泽泻12g，猪苓20g，炒苡仁30g，怀牛膝20g，磁石（先煎）30g，生龙骨（先煎）30g，生牡蛎（先煎）30g，合欢皮10g，酸枣仁15g。5剂。

西药原量继服。

方药释义：龙骨、牡蛎、磁石、合欢皮、酸枣仁、怀牛膝敛气安神，柴胡、龙胆草、当归、香附、郁金养肝清肝调肝，苍术、茯苓、泽泻、猪苓、苡仁祛湿健脾下气。

按：柴胡、当归、龙胆草、香附四药是从肝之体用而立的一组药对，临床上养肝调肝清肝的效果非常之好。这个治肝妙法得之于天津的周云龙老先生，周老师用此药对可谓出神入化，凡是肝经湿热之证老先生必用之。

二诊（2005 年 5 月 7 日）：血压 145/94mmHg，西药用法仍如前，原方加焦三仙各 10g，酒军 10g。

8 年 4 日随访，服前药后西药又开始生效，血压平稳下降，维持在 120/70mmHg 左右。

4. 高血压头晕打呼噜案

卞某　男　52 岁　2007 年 3 月 11 日

患高血压病两年，控制不理想，低压高。近日头晕较甚。观患者人高马大，形体壮实，面红声粗，询得平素喜豪饮，夜晚打呼噜且其声如雷。自谓尚有一隐疾，睡眠淌口水多，其爱人谓每日口水必湿枕巾，且气味难闻。患者对西药降压失去信心，近一月干脆停服所有西药。诊得舌苔黄腻，脉洪弦。测血压 135/120mmHg。

复气辨证：望之表气浮散，但表部气机尚畅。第二系统运化失常，中气浮越，阴分伤，故显黄腻苔，洪弦脉。若从形证层看显是湿热为患。治当从调复中气入手，恢复第二系统运化。

半夏 15g，生白术 20g，天麻 15g，荷叶 20g，陈皮 20g，龙骨（先煎）20g，泽泻 15g，炒苡仁 20g，车前子 10g，玉米须 30g，柴胡 10g，郁金 15g，金钱草 30g。5 剂。

另给予西药钠催离 1 片，一日 1 次。

二诊（3 月 15 日）：药后头晕消失，淌口水止，出乎意料的是打呼噜也止了。测血压 120/88mmHg。自诉有些口干。诊得舌苔薄白稍腻，脉微弦。

复气辨证：诸症平稳，中气渐复，湿热将去。

法夏 20g，白术 10g，天麻 15g，荷叶 10g，生龙骨（先煎）20g，生牡蛎（先煎）20g，枫斗 15g，地骨皮 20g，车前草

20g，陈皮 15g，地丁草 20g，地锦草 15g，滑石（先煎）30g，青皮 10g。5 剂。

方药释义：龙骨、牡蛎收敛元气，法夏、白术、天麻、荷叶、车前草、陈皮、滑石调治中气；枫斗、地骨皮、地丁草、地锦草、青皮复阴气。药后诸症稳定，停服中药。以钠催离 1 片，一日 1 次，口服，维持治疗。

随访，血压控制良好，维持在 120/80mmHg 左右。

5. 水气凌心致半夜气喘心跳案

徐某　男　25 岁　2006 年 8 月 22 日

半夜气喘心悸三天。发作时伴喉部不适，心跳剧烈。平日有阵发性的心跳加速、悸动不安，心思重，常有烧心症状，下肢无水肿。三年前曾患病毒性心肌炎。多次查心电图均示正常。诊时见体偏胖，腹大松软，按之无底气；面部苍黑之气独盛。舌质偏红、苔薄腻，脉左寸动，右寸弦长，余脉弱。

复气辨证：从形气诊之，是水气凌心兼有气郁之象。以真武汤打底治之。

茯苓神（各）15g，炒白术 15g，白芍 10g，熟附片（先煎）10g，生姜 10g，桂枝 6g，连翘 10g，焦山栀 6g，香附 10g，绿萼梅 10g，生龙骨（先煎）30g，木通 2g。3 剂。

方药释义：方用真武汤扶正去水，龙骨收敛元气，以桂枝、连翘、焦山栀、香附、绿萼梅、木通调心之气脉。

二诊（8 月 25 日）：患者服药 1 剂即诸症消失。望之仍是元气不足，于原方加山萸肉 25g，生芪 10g，柴胡 6g，磁石（先煎）20g。续进 3 剂，巩固疗效。

临证诀窍：二诊所加药味是为敛肾气。以五脏调和，元气自然生化；五脏脏气坚固，元气自然坚固。

翌年夏，患者因贩卖西瓜劳累后又出现半夜气喘，仍给一诊方3剂，诸症悉除。

九、头痛、三叉神经痛的复气治疗

1. 头痛案

曹某　男　55岁　2003年8月2日

后脑空洞疼痛三十余年，加重两月余。长年失眠，反复喉痛，稍有着凉便四肢酸重拘急。病起源于年轻时在贵阳矿井下带水作业两年。诊得舌质淡，舌苔白腻。六脉沉缓不满部。虽是夏日，犹感患者身上寒气袭人。

复气辨证：元气不足之证。后脑空痛、失眠是肾精不足；反复喉痛是少阴蕴热；稍有着凉即四肢酸重拘急、身上寒气袭人是第一系统表部元气不足；白腻苔、沉缓脉是太阴证。本例以六经认之是少阴、太阴为寒湿所困，法当温散。

生麻黄6g，熟附片（先煎）20g，细辛6g，苍术20g，云苓皮30g，生苡仁60g。2剂。

方药释义：麻黄附子细辛汤扶阳，散少阴寒气；苍术、茯苓皮祛太阴寒湿；生苡仁清少阴蕴热。

二诊：药后后头部微汗出，空痛感消失，眠安，周身舒畅，自谓此药服后大见效。诊得舌质淡，白腻苔渐化。脉仍缓，但较前有底力。

复气辨证：前药得效是少阴、太阴经气来复。少阴是太阳之里支，少阴经气来复则余邪将出太阳，加太阳经药以助之；太阴寒湿见化，阴、湿乃同类。此等精亏证，依我之临证经验，湿去当显阴伤，可酌加补脾阴药。

生麻黄10g，熟附片（先煎）30g，细辛6g，羌独活（各）10g，苍术30g，云苓皮20g，生苡仁60g，炒白芍10g。2剂，善后。

方药释义：加羌活、独活散太阳少阴寒气，加白芍补脾阴。

随访，头痛、喉痛之疾未再发作。

2. 过服补药致头痛案

朱某 男 40岁 12月1日

患者本来是以面部丝状疣就诊，见余为其他患者诊脉甚灵验，即伸臂试之。诊得右寸弦长而溢，左尺洪大异常。乃曰："胡乱服药，伤身折寿，大忌！服何补肾兴阳药？当有头痛、便结、口干之患；药毒不解，后当有脑溢血之患。"患者闻之大惊失色，连云服壮阳膏方已两月，而今确是头痛时作，大便干结难解，入夜口干但不渴饮。复观其舌红苔腻而显阴象，更知此是中虚积热。急则治标，当清其火。以其脉右寸弦长而溢，故从清泄肺胃入手。肺胃得清，气脉流畅则肾经积热易解。

生白术10g，枇杷叶15g，淡黄芩10g，苦杏仁10g，生黄柏10g，福泽泻10g，板蓝根10g，酒川军10g，炒枳实10g，桑白皮10g，生苡仁30g。7剂。

方药释义：白术补中气；枇杷叶、黄芩、杏仁、桑白皮、生苡仁清肺；酒军、板蓝根、枳实泄胃；黄柏、泽泻坚肾。药后诸症消失。

临证诀窍：这个病人从复气辨证角度讲是局部的经气壅盛，这种情况当疏导治之，可以用调机复气汤。这种人平日经脉是比较壅滞的，过服补气壮阳药后药力堆积在局部故显此等脉证。复气治疗式的疏导，在本质上是对身体全方位的调整，动作较大。我这里只是根据中医的经典理论有针对性地做了个解结。这个偶然的病例验证了中医脉学的左尺候肾、右寸候肺。中药补肾药应左尺，补气药应右寸。可见，中医学是从实践中来的。

3. 气郁头晕案

胡某　男　54岁

头晕乏力、心事重重半年。近日B超查得肝左叶3.4cm×3.5cm囊肿后，更是惶恐不可终日，夜尿频繁，每晚至少三次。诊时见面容憔悴，愁眉不展，神情不定，遂告知头晕乏力颇易治，囊肿更是无碍，以宽其心。诊得右寸独大中取弱，左关大、左寸弱，两尺弦长而浮。

复气辨证：第二系统中气不足之证，中气浮故见右寸独大中取弱，左关大、左寸弱，两尺弦长而浮。形证上分析是肝肾虚亏，气郁失畅。肝肾同源，虚者当从其象而补之。拟健脾、养心、补肾、调肝、解郁以调复中气，中气立则脏气易定，脏气定则神气易安。

酸枣仁12g，炒白术10g，生牡蛎（先煎）20g，云茯苓10g，龙胆草3g，全当归12g，春柴胡6g，醋香附6g，女贞子20g，枸杞子10g，生甘草6g，广郁金3g。5剂。

方药释义：酸枣仁安神养心；白术补气建中；生牡蛎、全当归、女贞子、枸杞子、甘草补肝肾之体以复本脏气；龙胆草、春柴胡、醋香附、广郁金解郁以调气机。这里的用药思路是根据第二系统中气的特点调治脏气而建中气，中气立而养五脏。这是第二系统一个很重要的用药调气思路，用时可纳入五行。

二诊：心事难解，今晚夜尿一次。诊得脉势较前柔和，右寸变实。舌淡苔薄白略腻。右寸变实是气复之象，仍按原法调治之。

炒白术12g，生龙骨（先煎）20g，云茯苓15g，夏枯草12g，浙贝母6g，醋鳖甲（先煎）10g，全当归20g，龙胆草6g，春柴胡12g，醋香附10g，广郁金6g，生甘草6g，菟丝子20g，枸杞子20g，女贞子20g，生牡蛎（先煎）20g。8剂。

三诊（2003年12月20日）：药后人觉有力，头晕进一步好转，口内淡苦，返酸水。舌质深红、水滑，黄苔腻。右寸尺大、关弱，左脉弦。气郁在肺，宣肃以复其机。

枇杷叶30g，全瓜蒌20g，生牡蛎（先煎）20g，生白术20g，云苓20g，竹茹15g，枳实10g，石菖蒲10g，柴胡10g，黄柏10g，泽泻10g，川朴10g，滑石（先煎）20g，杏仁10g，败酱草10g，生姜6g。5剂。

临证诀窍：肃肺常需先通畅中焦始效宏，这是本方从中焦调气的思路，这跟第一系统从中焦调气貌似，但第一系统整个用药方向是向外发散的，而这里用药方向是向下潜守的，这点需注意。

四诊：服药后，前四天每晚必咳出黑色黏块痰十余口，兹后诸症悉除。昨日半路车坏后推车用力过度，今日又有些头晕。B超示肝左叶囊肿3.6cm×2.5cm。诊得右脉已平，左关弱、左尺芤。肾虚之象，当填补之。

生晒参12g，五味子10g，生龙骨（先煎）30g，制首乌30g，生乳没（各）10g，广木香10g，连翘12g，川朴10g，生牡蛎（先煎）30g。5剂。

临证诀窍：药后连续吐出黑色黏块痰而诸症消失，右寸得平。复气疗法的治疗对象是元气，我们只是顺着元气的来路去治，让元气回到它原先运行的轨道上去，而不是第一时间去考虑引起元气失调的原因。体内若存在着阻碍元气回路的病理因素，大多数情况下这些病理产物及致病因素会在气复的同时得到纠正或排除。

复气治疗有着大军过境逢山开山、遇河架桥的气势。所以对一个患者来讲，若我们复气治疗成功，那么治疗过程会使他的内环境得到一个全面的修整。复气治疗只有在元气确实回复不去的情况下才会考虑转道而治。这个病人是痰挡了气的回路，但亦有可能一开始是元气失位了，水液代谢异常导致的伏痰，但最终通过我们的复气治疗达到了气复痰消这样一个非常好的形症层治疗效果。四诊时第二系统肾部元气尚未复原，故显肾虚象，进一步补肾纳气以培生之。生乳没是为通络而设。嘱其肝囊肿不必介意。

随诊，头晕已愈，体力如常。

4. 肝经风热头痛案

朱某　女　65岁

头痛头昏两天。自觉火气大，睡眠差。望之神情躁动，表气浮盛，左关大。断为肝经风阳上扰，仿桑菊饮治之。

复气辨证：表气浮盛是由于外有风热时邪诱导，内有肝阳上扰所致，但表部的气机还是好的，所以脉只显左关大而无外伤气机脉。头痛头昏是神志为浮盛之气所困，故先仿桑菊饮行秋肃之气以解神困。

荆防风（各）12g，冬桑叶15g，白菊花10g，焦山栀10g，金银花20g，淡竹叶12g，白茅根20g，车前草15g，滑石（先煎）20g，生地6g。3剂。

按：患者服1剂药后，头痛头昏即消失，出现鼻塞、鼻内灼热、流涕的症状，服完所开中药后感冒症状近消失，遂给予小柴胡冲剂，服两天善后。

5. 下焦丹田元气亏损致腹痛、头痛、发热案

谢某　女　42 岁　2007 年 3 月 6 日

一日下午，诊室来一三十多岁女子，确认医生身份后说是慕名而来，接着笑而不语，坐下示手要求诊脉。诊得左寸浮紧而散、关弦，右寸坚博、关弱，两尺紧弱而沉，面如尘。诊毕乃曰：病感冒未愈，胃中痞，头晕，后脑空痛，并指其脐下丹田处曰此处当痛甚，此痛西医药不能疗，精中医者或识此症，但治疗颇不易，我说对否？患者顿时目瞪口呆，愣半晌直言“医生你说的太对了”！特别是脐下这块巴掌大的地方，每日隐痛，月经后或阴天下雨则疼痛难忍。而且几乎每月要发一次烧，感冒好像从未好过。十几年间检查来检查去也没查出什么名堂。惊问何故？乃曰：此丹田元气大伤，任脉受损使然。若非身患重病或突遭重击，便是心灵曾受巨大创伤，不然病不致如此。患者顿收笑容而呈漠然状，自言自语现在自己已经什么都不在意了，什么都随它去了，什么都不想了，天蹋下来自己也不管了。现在每天都打牌，很高兴。别人都说自己跟从前像变了一个人似的。

复气辨证：这个病人有典型的外伤气机脉，脉象很乱。此人气脉都走极端，第一系统下焦元气极度亏虚，已无力向外围供气，故腹内亏痛，见症如此。遂处加减半夏白术天麻汤，从中下焦调复气机。

半夏20g，白术20g，天麻15g，荷叶10g，生龙骨（先煎）20g，生牡蛎（先煎）30g，小茴香 10g，吴茱萸 10g，元胡10g，杜仲20g，川牛膝10g，菟丝子20g，五灵脂10g，全蝎

5g，陈皮 15g。3 剂。

方药释义：半夏、白术、天麻、荷叶、龙骨、牡蛎、陈皮、小茴香、吴茱萸调肝胃，从阳以复气机；杜仲、牛膝、菟丝子、元胡、五灵脂、全蝎固阴以安其气。

二诊（3 月 10 日）：药后头晕止，头痛稍止，思食，少腹两侧输卵管部位气仍滞，感冒向愈，下元仍空虚。仍宗前法。

半夏 20g，白术 15g，天麻 15g，荷叶 10g，生牡蛎（先煎）20g，生龙骨（先煎）20g，车前子 10g，泽泻 15g，五味子 15g，吴茱萸 15g，射干 15g，生甘草 5g，白前 10g，女贞子 10g，蛇舌草 20g，肉苁蓉 20g，防风 10g，黄连 3g。5 剂。

三诊（3 月 20 日）：鼻梁两侧皮下出现墨黑色竖条，如水墨画般笔直而下。药后脐下疼痛、头痛均好转。但月经来后，症情复加重。腰酸痛不能久立，月经过期仍淋漓不止，但各种症状均较服药前为好。

复气辨证：元气见复，但仍是肝郁肾亏，气血失调，故鼻梁两侧皮下出现墨黑色竖条，以鼻梁两侧属肝胆是木，黑色属肾是水，子部见母气，虽虚尚可调治。用当归芍药散加味，子母双治之。

当归 20g，白芍 20g，川芎 10g，茯苓 12g，泽泻 12g，生白术 15g，杜仲 20g，怀牛膝 20g，五灵脂 10g，独活 5g，荷叶 10g，元胡 10g。5 剂。

四诊（3 月 28 日）：药后诸症大减，唯觉前额胀。舌苔正常，脉已缓和。当调第二系统以复生机，仍从中焦入手。

石斛（先煎）15g，徐长卿 20g，北秫米 20g，吴茱萸 10g，茯苓 10g，椒目 10g，熟地 20g，砂仁（后下）20g，红花 5g。5 剂。

方药释义：用熟地、茯苓、砂仁补下焦元气从其根；气机已调，重用砂仁则能收气；石斛、北秫米养脏阴；吴茱萸降浊气；红花、徐长卿、椒目通经络、疏血脉、开水道。

五诊（4 月 20 日）：脐下原痛处已明显好转，基本不痛。昨日饮食不洁加受凉，今脐中痞痛。诊得两关滑，余部脉调。是气郁，是伤食。可肝脾同治，法逍遥散。

当归 20g，赤白芍（各）10g，柴胡 10g，云苓 10g，白术 10g，薄荷（后下）10g，砂仁（后下）15g，党参 20g，苏罗子 15g，路路通 12g，郁金 10g，香附 10g，绿萼梅 10g，制首乌 20g，潼夕利（即沙苑蒺藜）15g，白夕利（即白蒺藜）20g，焦山栀 12g，合欢皮 20g，夜交藤 20g，陈皮 10g。5 剂。善后。

按：翌年夏，患者因洗澡时煤气中毒来院抢救，出院后遗留头晕头痛来诊，言服前药后脐下疼痛即愈。复以补气活血、通络安神法治其头晕头痛，药后即愈。

6. 三叉神经痛案

施案　女　27 岁

左三叉神经痛一月。服卡马西平、芬必得后疼痛能忍，但畏惧西药已不敢服。现左侧面部麻木，口渴，入夜左耳痛。诊得左右关寸实，面部经气滞。

复气辨证：病灶在上，病痛甚则易动神，导致气势有升无降，故见左右关寸实。急则治标。通则不痛，法当助势补气开瘀。

白术 30g，生芪 20g，制乳没（各）10g，藁本 10g，柴胡 10g，全蝎 5g，磁石（先煎）30g，蜈蚣 2 条，丹参 20g，川芎 10g，郁金 15g，青皮 10g，元胡 15g，鬼箭羽 20g，天花粉

20g，白菊花 15g，蔓荆子 6g。5 剂。

按：这是用纯粹重剂补开的路子。药后第二天，臀部及四肢同时发出细小红色丘疹，微痒。告知无妨，继服前药治疗，尽剂疹消痛止，至今未再发。瘀血之证常有从皮肤出红疹而散者，皮疹一般不需处理。亦可能是制乳没过敏，但这过敏本身可能就是一种治疗反应，临床是否需处理可根据病情而定。

7. 三叉神经痛案

赵某　女　75 岁　2007 年 5 月 15 日

三叉神经痛反复发作两年余，发则服卡马西平，痛能止。一日请人代看卡马西平的说明书后，畏惧再不敢服。今头痛，右侧三叉神经痛又频繁发作，乏力。诊得脉弦。

复气辨证：痛是局部之气血瘀滞，弦脉是第一系统表部气机受抑。故拟在调治表部气机的同时佐以行经开瘀。

柴胡 10g，桂枝 5g，龙骨（先煎）20g，生牡蛎（先煎）20g，荷叶 10g，旋覆花（布包）5g，钩藤 10g，全蝎 5g。3 剂。

方药释义：这是调机复气汤的变法，加减主要从肝经用药，因为弦是肝脉。很多时候，三叉神经痛就是局部的气滞血瘀，治疗上设法疏通开就可以了。但精亏夹瘀的难治些，精亏后邪气不容易托出。本例服药后疼痛缓解至今。

十、神志类疾病的复气治疗

1. 半夜惊醒二十余年、腰腿痛十余年案

金某　女　68 岁　2005 年 4 月 17 日

每至半夜睡中惊醒，病起源于走夜路受惊吓起病，至今已二十余年。十余年前骑三轮车翻入山沟后先是左小腿肚疼痛如裂，继而疼痛漫延至对侧腰部。现今右侧腰部疼痛，转侧艰难。已在多处伤科就诊无效。伴见口渴，小便黄，尿频，尿急，尿痛。诊得脉之左寸弦长、尺沉实，左右关大，右寸弱。

复气辨证：这个病人是惊恐伤心动了神，神乱则气乱，神气乱则身内失主载，气血难平，一有损伤更是诸症峰起。左寸弦长是心气受伤的缘故。惊者平之，从木火治。

黄连 6g，朱苓 10g，丹参 20g，远志 10g，柴胡 10g，龙胆草 10g，当归 20g，香附 10g，生鸡内金 20g，生甘草 12g，磁石（先煎）30g，金钱草 30g，生龙骨（先煎）30g，全蝎 6g，蜈蚣 2 条，葛根 20g，生牡蛎（先煎）30g。5 剂。

按：这个方子是从周云龙老先生处学来的，周老的方子目标性很强，用准了疗效非常。神受伤后常有经年不愈者，终必化为火，故治疗时常要注意清火化瘀。此例药后诸症消失。

2. 性格改变案

赵某　女　37岁　2005年6月12日

当日赵某丈夫来院求治皮肤病，诊治中赵某怒气冲冲赶到我办公室，执意拉其夫到他处就诊，言词颇为不雅。因其夫本是慕名来我处就诊，于是两口子就在办公室里吵将起来。待两人火气稍缓和时，我就旁敲侧击询问起夫妇俩，果然赵某并不记得进门说的那些冲撞话语来，在我重复之下自己也大为惊骇。自诉不知为何近两年来脾气越来越暴躁，易发火、惊悸，近来常夜半开车到桥边独坐发呆。夫妻常反目，生意亦大受影响。其夫对她的变化也是莫名其妙。望之是髓海不足，神识不宁，小腹寒湿较重。询之月经正常。诊得脉表弦里芤，左寸关大。乃告知其二人勿忧虑，此种性格变异乃病理变化使然，服药当自解！夫妻二人皆半信半疑。

复气辨证：这个病人是髓海不足，神志失养，第一系统元气浮越。从形气层讲是气郁血虚相兼为患，故脉见表弦里芤而以心肝脉为主。治当调气养血，清心安神。丹溪越鞠丸合四物汤加减。

川芎6g，香附10g，苍术10g，焦山栀6g，郁金10g，熟地10g，白芍15g，当归12g，柴胡10g，生龙骨（先煎）30g，生牡蛎（先煎）30g，云苓20g，合欢皮20g，酸枣仁30g，大腹皮15g，枳实10g。5剂。

7月19日，患者介绍他人来就诊，说服药后性情已完全变得缓和了，惊悸亦平，遇事亦不再急，夫妇和睦。

3. 实发性耳聋案

除某　男　36　2006年3月24日

实发性耳聋一周。耳内胀闷，天突至鸠尾一段咽食及饮水时甚痛，有时口苦，脉弦，舌红少苦。此气机郁滞使然，用《外台》延年半夏汤增损治之。

磁石（先煎）20g，麦门冬20g，沉香（后下）3g，檀香（后下）5g，枳壳6g，前胡6g，槟榔2g，桔梗3g，云苓10g，醋鳖甲（先煎）10g，焦山栀6g，香附10g。2剂。

二诊（3月28日）：前药1剂后耳即通、能闻音，食道痛亦缓解。望之中气不足。前方加白术15g，党参20g，干姜3g。3剂，善后。

随访，至今未发。

按： 余当时正在学习岳美中先生的医案，书中载有《外台》延年半夏汤一方。看见此病人时便觉甚合拍，故借用之。

4. 眩晕案

陆某　男　74岁　5月31日

疾作则天昏地转，见食物则呕，病已两月。虽经中西医积极治疗仍频繁发作。素有美尼尔氏综合征、慢性胆囊炎、胆石症、糖尿病、高血压病史。现舌红、苔中腻。脉洪。血压150/90mmHg。血糖未测。

复气辨证： 从神气层看，此患者第一系统元气浮散在外，故头晕较甚；湿热蕴结在中焦，故舌红，苔中腻。从形证层看，是木火相煽、肝风内动之象。重镇之。

丹皮15g，丹参20g，茯神60g，生龙骨（先煎）30g，生牡蛎（先煎）30g，石决明（先煎）30g，佛手10g，竹茹20g。3剂。

方药释义： 牡蛎、龙骨、石决明收敛元气，平息肝风；

丹皮、丹参凉血通络；茯神、佛手、竹茹从中焦降气。

临证诀窍：重镇之法当从中焦一路治下去才得力。第一系统元气表部收回体内，需经上中下焦而聚下，三焦中尤以中焦为重要。病人药后诸症缓解。测空腹血糖4.3mmol/L，血压140/80mmHg。嘱停服中药，原西药维持治疗。

5. 失眠

(1) 失眠、入睡困难案

缪某　女　45岁

失眠，入睡困难多年。梦多，易醒，醒后不复再睡。每夜能睡三到四小时。

复气辨证：从神气层看是神气虚亢，阴虚不能敛阳，故失眠；从形证层看是肾水不足，是以左尺弱。纳气补肾法治之。

生龙骨（先煎）20g，磁石（先煎）20g，生地15g，百合20g，夜交藤20g，合欢皮20g，茯神20g，川芎10g，焦山栀10g。3剂。

按：患者药后大量矢气，眠安。可见通气不在于用行气药。

(2) 失眠、纳差案

孙某　女　47岁　2006年3月8日

失眠、纳差一月。入睡障碍，辗转反侧；浅睡易醒，梦多纷纭。不思食，略口干。诊得左寸尺滑，右关大。

复气辨证：这例失眠是由于热扰心神所致。从形证层看，属热扰营血，但存在中焦气滞的问题，故不思食。气为血帅，气脉不畅，血热亦无从散。

佛手10g，香橼10g，檀香（后下）10g，白芍12g，降香（后下）6g，云苓30g。3剂。

按：左脉候阴，中焦是气机升降之枢纽，理气散气以清营血热。温病透热转气亦是此理。故此处用药以调气为主，茯苓导气，稍佐白芍安阴。药后眠安纳佳。

(3) 伤食失眠案

殷某　女　50岁

彻夜不眠十日。十余天前食汤圆一碗后起病。当时觉胃内发堵，继而失眠，整夜不思睡。望之精神亢奋，右关大。

复气辨证：这是第二系统中气壅滞，阳气不能下降的关系。《黄帝内经》云："胃不和则眠不安。"此例良是。

半夏15g，荷叶10g，陈皮10g，柴胡10g，生牡蛎（先煎）30g，防风10g，生龙骨（先煎）30g，白前10g，酸枣仁30g。3剂。

方药释义：半夏、荷叶、陈皮、柴胡、牡蛎调和中气；龙骨、防风、酸枣仁安神敛气；白前降气。药后诸症消失。

(4) 彻夜不寐半月案

陆某　女　45岁　2006年5月17日

近半月来患失眠，通宵不寐。自觉头痛，周身酸重，右眼白睛溢血。诊得左关滑。

复气辨证：从神气层看，此人是元气不足，精神失养；从形证层看，此人的突出问题是肝经湿热，气机郁结。少阳为枢，枢和则元气易复。用小柴胡汤调少阳枢机，兼清肝经湿热。

柴胡10g，黄芩15g，法夏15g，大枣10枚，人参10g，生甘草10g，虎杖15g，龙胆草6g，夏枯草20g，菊花10g，生龙骨（先煎）30g，酒军6g。2剂，睡前服头煎。

二诊：药后睡眠佳，头脑清晰。白睛出血止，眼酸。仍用前法，原方加天麻10g，炒苡仁20g，生白术12g。3剂，善后。良愈。

6. 梅核气（咽喉异感症）案

（1）朱某　女　31岁　2007年6月9日

每日晨起即觉喉内有痰，咽之不下，吞之不得。此种感觉需持续一整天，至睡着方能缓解，甚是痛苦。病起于两月前扁桃体发炎后。查咽部充血，扁桃体无肿大，咽后壁滤泡增生明显。诊得双寸略搏，左外伤气机脉。

复气辨证：既有外伤气机脉，便有表邪未解存在；双寸搏是气不降之故。症见如是，和解清降之。

柴胡10g，桂枝10g，黄芩炭10g，法夏10g，全瓜蒌20g，生甘草10g，桔梗10g，生石膏（先煎）20g。5剂。

按：仍是调机复气汤法，去防风、赤芍改黄芩、半夏，这是从中焦调气的路子；不用收敛元气，故去龙骨、牡蛎，改生石膏；全瓜蒌清降；甘桔汤利咽。

服后良愈。

（2）梅核气案

柯某　女　34岁　2006年6月2日

咽部不适如有物梗阻，常做清嗓动作，病已半年。寸脉浮弦，脉势涌上。

复气辨证：上焦气不能降之故，是以寸脉浮弦，脉势涌上。

法夏10g，厚朴10g，云苓10g，苏梗10g，山栀10g，黄芩10g，连翘10g，生牡蛎（先煎）20g，枳实10g，香附10g，枳壳10g。3剂。

二诊（6月5日）：药后症减，觉胸口有压迫感。是胸中元气不足，需升补之。

原方加生芪 10g，党参 20g，柴胡 6g。3 剂。

临证诀窍：一诊是仿南京黄煌先生的八味除烦汤，这个方子在形证层上能很好地作用于咽喉膻中一线，起到降气、清热、除烦的作用，对咽喉部的慢性炎症亦有很好的治疗效果。二诊上焦逆气虽降，但显示上焦元气不足，故胸口有压迫感，这就是张锡纯先生在《医学衷中参西录》中说的胸中大气下陷一证，所以二诊加用了补气药。有人可能会产生这样的疑问：二诊的上焦元气不足，大气下陷证的出现是不是一诊降气导致的？这个不是的，这个看元气第一系统的构造就清楚了。这个气虚是上焦膻中核心区域元气不足的缘故，前面的气逆是外围元气的气逆。这个病例我走的是降气的路子，治的是局部的气机。那么，这个病例走调机复气汤的路子是否可以呢？当然可以！那就是动了全身的气机。上药服 3 剂后，诸症消失。

7. 心悸案

陆某　女　62　2005 年 3 月 26 日

自觉心下、左胁下悸动不安、发作有时，已一周。大便可，饮食安。诊得舌根苔黄腻。脉大，脉势浮越。

复气辨证：脉势浮越便是元气浮越、木火乱动之象。清之，平之。

黄连 1g，远志 6g，丹参 6g，茯苓 10g，茯神 20g，桂枝 6g，生龙骨（先煎）20g，生山药 20g，山萸肉 15g，生甘草 6g，生牡蛎（先煎）20g。3 剂。

随访，药后诸症消失。

按：心悸一证，临床观察无论虚实，心经总是有热的。治疗上清其热、复其气即可。

十一、男科疾病的复气治疗

1. 阴茎牵痛案

徐某　2003年6月24日

患者因前列腺肥大做射频治疗后，一抬脚就觉阴茎牵痛不堪，病已两月余。之前所遇医生皆不能疗，今慕名求治。诊见怕冷，舌质淡、苔白厚腻。脉浮取弦，沉取洪大。

复气辨证：脉浮弦是表部气机受抑之象，沉取洪大是气势尚在。舌脉同参，此例断为寒湿证。这个牵痛虽然是物理治疗引起的损伤，但就机体表现的症情来看，治疗可以考虑从祛寒湿入手。因为寒主收引，寒主痛。至于湿的来路，一则此患者自诉前列腺肥大是得之于患性病后，心理压力很大，气滞则湿停；另则寒亦致湿。脉沉取洪大是气虽郁但未伤之故，一个正气足的人感寒后一般都会显示这种表面弦紧内则洪大的脉象。寒湿之治，法当温之，顺势助气调气。

熟附子（先煎）10g，柴胡10g，淡干姜6g，云苓20g，乌药10g。3剂。

方药释义：取柴胡、乌药之气薄，用之调理三焦气机；取附子、干姜之味厚，用之温经止痛；云苓平淡化湿，通经导气。药后阴茎牵痛即愈。

2. 白浊（前列腺炎）一年案

蒋某　男　42岁　2006年4月9日

尿道滴白一年余。患者每于清晨小便前或小便后或大便时尿道流出白色黏稠物，白天小便末亦时有白浊物流出，白浊量以晨起为最多。先是以各类抗生素治疗半年未愈，后又改服清热、解毒、化湿为主的中药半年多，治疗亦未效。今慕名求诊。自诉患病后心理压力巨大。头晕，会阴、耻骨部胀满不适。素有胃病，饿则胃脘、肝区痛。诊之焦虑貌，舌质淡红隐有蓝气、无苔，脉弦、底气弱。肛检前列腺一度肿大，中间沟变浅，质韧轻压痛。

复气辨证：元气不足、湿热内蕴之相，故显如是脉证。从形证层看是脾胃内伤，肾气不固，气机郁滞，湿热内蕴。因气虚不固，导致湿热之邪既不能显亦不得除。当下宜从第二系统入手，调治脾肾以固护元气，稍佐通理。气运湿即化。

菟丝子 15g，生芪 10g，当归 10g，女贞子 10g，白术 10g，炙甘草 10g，芡实 10g，柴胡 2g，陈皮 10g，虎杖 15g，全蝎 3g，川萆薢 10g，荷叶 10g，香附 10g，琥珀（冲服）3g，泽泻 10g，车前草 10g，升麻 1g。5 剂。

方药释义：菟丝子、女贞子、芡实固肾，川萆薢、泽泻、琥珀佐利之；白术、炙甘草、生黄芪补脾胃之气，柴胡、升麻、荷叶、陈皮升举其气；车前草泻胃经湿热；当归补肝体，虎杖、香附、全蝎调肝用。

二诊（2006 年 4 月 14 日）：药后自觉人变瘦，饭后思睡。头晕，白浊依旧，白浊以晨起为甚，白天见轻，小便末不时仍有之。诊得右尺弦长达尺下，左关浮动。

复气辨证：复气后气机已重新转动，本证显现。右尺弦长达尺下，左关浮动，肝肾气伤之甚，亦是藏邪之地，直泻肝经可也。

龙胆草 10g，防己 10g，苦参 10g，柴胡 10g，香附 10g，泽泻 20g，炮姜 10g，当归 20g。5 剂。

方药释义：以当归、炮姜守正，余药直泻湿热。

三诊（4 月 23 日）：服前药后白浊消失，胃脘亦无不适。诊得尺脉强。

复气辨证：尺强是相火不藏、肾气未安伏之故。补上治下，补元气以纳肾气安相火。

炙芪 20g，山甲（先煎）3g，知母 6g，乌药 10g，天麻 3g，肉桂（后下）3g。5 剂，善后。

方药释义：炙黄芪补气，肉桂、知母平相火，天麻调肝，穿山甲通络，乌药调气。患者后来以其他病就诊，言白浊自此消失。

临证诀窍：患病日久或杂治后气失其位，体内正气正常的祛病途径被改变，导致疾病久不能愈。复气治疗的思路是先恢复正气这种正常的祛邪斗争途径，再顺势补助之。

十二、女科疾病的复气治疗

女科疾病之治要，首在调气机，次在养阴血。复气疗法对调气机有很清晰的把握。复气疗法中，调气机首在治理元气第一系统，养阴血治在第二系统。复气疗法对女科病收效是非常之迅速的。但要注意的是，当有些女科病如子宫肌瘤、卵巢囊肿等本身病机较复杂，而且发生时往往又伴有许多其他基础疾病，调机治疗常因他病存在而使调机相对显得费时。因为我们治理第一系统是针对的全身气机，对体内疾病采取的是从表到里一网打尽的策略，而子宫病位较深，若外围病机层层阻隔的话自然就费时些。这时有另一个思路，就是直接调子宫的气机。子宫的气机如何调呢？**子宫是奇恒之腑，主阴法地，阴机在阳，人身后天之阳机则在中气。故调子宫气机当从中气入手。**

1. 痛经

(1) 经来腹痛案

卞某　女　34岁　2007年1月22日

经来腹痛十余年。病起自十余年前生产后，经来第一天即腹痛甚剧，至经来三四天腹痛才得以缓解。某医院怀疑为“子宫内膜异位症”，先是西医治疗一年余未效，去年又服一年中药亦无效。每次月经来需提前服布洛芬、英太青等药，疼痛才稍能忍，但亦因服药而常胃痛。经期往往提前一周。现为经来第一天，腹痛喜按，有血块；乳胀；望之精神亢奋、面如尘。触之任脉滞。苔薄腻，脉弦。

复气辨证：神气浮越，中焦湿滞，任脉虚滞。调运中气以治之。

柴胡 10g，香附 10g，制首乌 10g，女贞子 10g，生蒲黄 10g，青风藤 10g，半夏 10g，龙骨（先煎）10g，荷叶 10g。5 剂。

方药释义：柴胡、香附、女贞子、制首乌坚阴理气；生蒲黄、青风藤通络活血，止痛救急；荷叶、半夏、生龙骨收敛神气，调运中气，化湿通经，以精神亢、面如尘故也。

二诊（2007 年 2 月 1 日）：药后血块大下，腹痛即止。今月事已尽，整个人觉得非常轻松，口渴，右寸大，关弦紧。谓其胃当痛，患者不以为然，直言医生瞎说，并云自己胃这阵如何如何好，如何如何吃得下。余一笑了之，为处下方调和胃气，嘱其回家速服。

半夏 15g，柴胡 10g，香附 10g，荷叶 10g，炒苡仁 10g，龙骨（先煎）20g，女贞子 15g，僵蚕 10g。5 剂。

临证诀窍：右关独异，弦紧主痛，故知其胃必痛。临床上发现一个很有意思的现象，脉象的变化要明显早于症状的出现，比如诊得伤食脉，很多患者要一周左右才出现症状。可见，中医治未病需重视色脉。

三诊（2 月 8 日）：患者一进诊室即忙不迭地跟我打招呼，说陈医生你太厉害了，太神了，上次后悔说了大话，才说胃好，不料抓完药回厂即觉胃内不适，继而疼痛异常。急服前药，至晚胃内方平静，现胃已无不适。近来白带多，色黄，异味不重。晨起喉痒，咳嗽，入夜口干而腻。诊得左弦紧浮，右关大。

复气辨证： 喉痒、咳嗽，左脉弦紧而浮是风寒感于外，入夜口干而腻是中焦气脉未和，黄带是下焦湿热下注。气机尚平稳，三焦分而治之。

半夏10g，羌活5g，独活5g，柴胡10g，防己10g，枳实10g，枳椇子15g，竹茹10g，鱼腥草15g，败酱草15g，鸡内金20g，生甘草10g。5剂。

方药释义： 羌活、独活、柴胡外解风寒；半夏、枳实、枳椇子、竹茹、鸡内金、生草和胃；鱼腥草、败酱草、防己下清湿热。服后，白带正常，至此月经来再无疼痛过。

临证诀窍： 这是个从调中气治痛经的例子。

（2）经后腹痛案

吴某　女　28岁　2007年5月13日

经尽后始腹痛，甚则疼痛难忍，已三年。伴见经来有血块，经间期出血亦有三年。昨日月事刚尽，现小腹疼痛较剧，病人是弯腰手按捂小腹进诊室。称昨晚发热达38.5℃。现觉口渴，咳嗽，一向夜梦多。查体：体温37.6℃，咽部充血明显，小腹正中偏下压痛，无反跳痛。B超（－）。

复气辨证： 血虚夹瘀之候，温养之！虚人行血当补气以助之。

白术10g，党参10g，吴茱萸6g，当归10g，白芍10g，茯苓10g，川芎10g，熟地10g，桃仁10g，五灵脂10g，元胡10g。1剂。令返家速煎服。

二诊（4月14日）：昨日药后一小时即觉腹痛缓解，夜晚做梦少，睡眠颇安，晨起腹内略痛，解大便后缓解。尺脉见涩。

复气辨证： 涩脉是血瘀。补气和营通络法治之。

白术15g，当归15g，元胡10g，泽泻10g，生龙骨（先煎）10g，生牡蛎（先煎）10g，川芎10g，熟地10g。3剂。

药后至今，经后腹痛未再发生，经漏亦愈。

临证诀窍：这个病人第一系统气机还是可以的，是血分、任脉局部枢机不利的问题。气既和则用血分药很容易直达病所，对这种情况我常采用运气调血的思路。

(3) 取节育环后劳伤骶痛腹胀案

卞某　女　54岁　4月21日

患者取节育环后当日下地用力拔萝卜，至使尾骶骨处裂痛，小腹坠胀，小便灼痛、点滴不净，眼皮重，手重，口干，入夜则恶寒，复又觉面部如虫爬似痒痛，病已十余天。曾在伤科诊治，服英太青等无效，尾骶骨处裂痛依然。诊得舌淡、苔上裂，左寸弦、关大，右寸关大，余脉弱。尿检：LEU（+）。此寒伤卫，重力伤气血故。诊毕告知患者其胃素有病，今一者劳伤，二者服英太清多日，胃已重复受伤，切不可再服英太清。有意思的是，患者竟然坚称自己的胃从未生过病，也没有任何不适感，好得很，神情中颇有不屑，似乎大夫诈病般。如此自执，甚觉其可怜。

复气辨证：左寸弦、关大，是外感风寒跟阴血内伤相兼之脉；右寸关大是脾胃内伤之脉。治疗从元气层治，当调复外伤气机，可以散寒和营，复其营卫；从形证层治，当养阴清热。

桂枝6g，柴胡12g，赤白芍（各）10g，防风6g，羌独活（各）6g，天花粉20g，滑石（先煎）15g，当归12g，生地12g，生石膏（先煎）20g。2剂。

方药释义：这是调机复气汤的变法。寒重，故加羌活、独活；阴分内热，故去龙骨、牡蛎，加滑石、石膏；阴伤，故加天花粉、生地、当归。

二诊（4月24日）：前云其胃有病，病者很不以为然，回家后又服英太青一次，从胃脘至咽喉一路胀痛欲死，已把英太清扔了，后悔不迭。今恶寒解，腰骶痛已除，小腹坠痛感显好，小便通利，大便稀，口干不欲饮。左关滑，左寸大。

复气辨证：左寸大是外感将愈之象，左关滑是取环后阴中伤之本脉，可任其自然恢复。今胃脘、食管胀痛欲死，则木强克土之局亦有，但念土自强则克我者衰，拟独调胃气以观后效。

麻黄3g，川朴10g，杏仁15g，枳实10g，生山楂20g，木香10g。2剂。

方药释义：麻黄、杏仁通络宣气于上；山楂、木香调中理血；川朴、枳实下气。药后诸证消失。

（4）取避孕环后腹痛阴痒案

严某 女 34岁 6月9日

取环后小腹痛甚，不喜按，阴痒，病已五天。左尺弦紧，沉取脉实。

复气辨证：脉证合参，是子宫局部气血受伤之象。左尺候子宫，弦紧脉以寒立论，脉实则以湿热内伏立论。从复气疗法运中气以复子宫气机。

广木香15g，苍术15g，生山楂15g，鸡内金30g，羌独活（各）6g，藁本10g，制乳没（各）12g，败酱草30g。2剂。

方药释义：广木香、苍术、生山楂、鸡内金调运中气；羌独活、藁本、制乳没、败酱草止痛疗伤。

按：《神农本草经》载羌独活、藁本皆疗伤之药。

服药后痛痒俱失，唯觉小腹尚有轻微不适感。

(5）剖腹产后腹痛、尿频、咳嗽、盗汗案

倪某　女　26岁　2007年1月6日

剖腹产后四月。现脐下疼痛不适，压痛明显，无反跳痛。剖腹产刀疤正中皮下触到4cm×1.5cm左右硬结，触痛明显。尿频，说尿就尿。咳嗽不止，有稀白痰，夜盗汗。一家人皆神情焦虑。舌红、苔薄腻，脉外弦内大。既往有脂肪肝病史。

复气辨证：神情焦虑、尿频盗汗均是神气浮越不收。此系剖腹产后气血未能复原，稍感风寒之故。仍从第二系统调中气入手，复气理血可也。

半夏10g，白术10g，天麻10g，荷叶10g，生龙骨（先煎）10g，生牡蛎（先煎）10g，丹参15g，泽泻10g，元胡12g，莱菔子12g，五味子5g，枸杞子6g，刘寄奴15g，蛇舌草20g，薤白头5g，白僵蚕10g，藕节10g。5剂。

外用：五倍子粉30g，元明粉10g，肉桂粉3g，冰片3g，和匀外敷刀疤处之皮下硬结。

方药释义：半夏、白术、天麻、荷叶、龙骨、泽泻、莱菔子、五味子、牡蛎调中复气；丹参、元胡、枸杞子、刘寄奴、藕节、蛇舌草、薤白头、白僵蚕理血。

二诊（2007年1月17日）：刀疤已不痛，硬结已消散，脐下疼痛亦消失，咳嗽亦止，尿频亦愈。第一次外敷药后患处疼痛加剧，皮肤痒。诊得左尺沉实，是气血来复之象。继以补肾法收功。

山药20g，泽泻10g，龙骨（先煎）10g，乌梅10g，山萸肉10g，荷叶10g，枸杞子10g，蛇舌草10g，蒸百部10g，黄芩10g，龙胆草3g，生甘草5g。5剂，培补元气。

方药释义：以其脉实，加黄芩、蛇舌草、龙胆草、泽泻分泻邪热。

临证诀窍：这个病人症状多，但我们治疗时抓住了复气的主路线，在复气的同时分症用药，一诊而廖。

2. 更年期综合征

蒋某　女　50岁

近三月来自觉忽寒忽热，心烦热躁，失眠，浑身骨节酸痛，能食不口渴。诊得精神亢奋，舌淡。左脉弦、右关大。月事周期已乱，将绝经之候。有甲亢史。血常规示：血红蛋白88g/L。

复气辨证：神气浮越，阴血不足，故见精神亢奋；阴分蕴热，故见烦躁失眠；左脉弦是第一系统表部元气不足，表部元气是查表之周围，神气浮越是以顶部为主；右关大是第二系统运化失常；能食是胃气代偿性开发。故治疗当收敛神气，安其阴血，撤其内热。

柴胡6g，枳实6g，白芍10g，生甘草3g，连翘6g，半夏10g，厚朴10g，云苓10g，苏梗10g，生龙骨（先煎）20g，酸枣仁15g，合欢皮10g，焦山栀10g，川芎10g，绿萼梅10g，生牡蛎（先煎）20g。3剂。

方药释义：这是四逆散与半夏厚朴汤的合方，这个用法也是得之于南京中医药大学黄煌教授。在神气层，四逆散能撤阴分内热，半夏厚朴汤能调中气，配以栀子除烦，故合用能起到一个非常好的解郁除烦的效果。我在这里又加入龙骨、牡蛎收敛神气，酸枣仁、川芎、绿萼梅养心肝气。故服后诸证缓解。

3. 带下案

(1) 王某　女　32岁

近一周来带下质稀量多，频繁阵下，腰酸如折，吾乡俗谓“放白”是也。胃口差。诊得面白体胖，短气，舌淡、苔薄腻。脉弱而滑。

复气辨证：元气不足之证。形证层看是脾气虚、肾阳不足。补气升阳固涩以疗之，从乎中气。

白及20g，菝葜30g，炒苡仁30g，土茯苓30g，白扁豆10g，生芪20g，升麻10g，防风15g，荷叶20g，苏叶10g，砂仁（后下）20g，当归20g，白芍10g，杜仲30g。3剂。

药后带下腰酸显著缓解。原方继服3剂，以资巩固。

临证诀窍：带下病治疗重点在于调建中气，中气强诸症则自愈。若是黄带，在调建中气的同时注意清利湿热。此方白及用其敛，菝葜用其涩。

(2) 室女带下案

胡某　女　15岁　2005年6月26日

母在旁代诉，言其女近来白带量多而稠，少异味，手部起疹。望之面部痤疮Ⅰ°，两手指背所患系多形红斑。舌淡、苔薄腻。右寸大，余脉弦。

复气辨证：上焦气浮、中焦虚弱、下焦虚寒之候。右寸大、余脉弦，这种上大下小脉象的出现是元气虚弱不能下降的缘故。

炒白术20g，芡实30g，炒苡仁60g，益智仁12g，枇杷叶20g，鱼腥草30g，云苓20g，煅牡蛎（先煎）20g，藁本12g，当归6g，生茜草6g。5剂。

方药释义：白术、益智仁、芡实、苡仁建中止带；枇杷叶、鱼腥草、煅牡蛎、茯苓降气；藁本、当归、生茜草调肝经理血。

另：野菊花50g，花椒20g，黄柏30g，苦参10g，蜀羊泉30g。煎洗双手及面部。

按：药后诸症悉除。

4. 霉菌性阴道炎案

邱某　女　40岁　2007年6月10日

其夫代诊。诉其妻患霉菌性阴道炎一年多，中西药内服外用均无显效。常感人乏力，白带如豆腐渣，阴内痒，发作甚时阴部疼痛，不能走路。

复气辨证：依其夫所述，这当是一个元气不足证。从形证层判断，当是脾虚湿热下注。悬拟调治中气，佐以清热除湿之法治之。

白术15g，党参20g，黄芪15g，佛手10g，八月扎20g，炒苡仁20g，土茯苓30g，蛇舌草20g，地丁草10g，红藤10g，蒲公英10g，柴胡10g，白夕利（即白蒺藜）10g，生牡蛎（先煎）20g，煅龙骨（先煎）10g。5剂。

外用：苦参30g，地肤子30g，蛇床子10g，野菊花30g，羌活30g，防风10g，荷叶10g，花椒5g，黄精20g。5剂。熏洗患处。

按：约两月后其夫来告，其妻药后即诸症痊愈。可见从调治中气入手治带下病效果是非常之理想的。

5. 脊痛案

邬某　女　26岁　2007年9月1日

近半年来自感腰椎、骶椎疼痛，夜晚尤甚。每次月经结束后必发霉菌性阴道炎，中西药杂治半年未见效。性交痛。现月经过期5天未至。诊得舌苔黄腻而干，呈两长条竖排在舌两侧约2/5处。脉紧，左三部尤甚。

复气辨证：此外感风寒伤督脉，感而未发之候。已感而未发故不见表证；左三部同紧是伤督之象，故腰椎、骶椎疼痛；疼痛以夜晚尤甚，是因为入夜阳气入里，表部元气愈加显不足的缘故；仔细探究，其感寒而不发的原因还在于精血不足之故，是以脉紧；舌苔黄腻而干亦是正气不足、邪气渐隐之相。治疗之法当调其气机，补其元气。可以从调治中气入手，补精血、温复下焦元气，引寒邪从足太阳一路开散之。复气疗法中，若解表，有从上中下三焦三个途径三种解法，这里主要是从下焦解表法，或称补肾解表法，这个办法解表的同时可以恢复少阴的功能。因为患者腰骶痛，从气来讲关乎足太阳、足少阴、督脉三者，故选从下焦解表。至于调立中气，是基础疗法，机乱者、虚者所必用。

柴胡10g，桂枝10g，独活10g，黄芪10g，山药10g，陈皮10g，鸡内金10g，荷叶10g，元胡10g，当归10g，藕节炭10g，黄芩10g，怀牛膝10g，龟板（先煎）10g，鹿角片（先煎）10g，女贞子10g，菟丝子20g，枸杞子10g，肉苁蓉10g。3剂。

方药释义：柴胡、桂枝、独活调机解表；黄芪、山药、陈皮、鸡内金、荷叶调治中气；元胡、当归、藕节炭、黄芩理血；怀牛膝、龟板、鹿角片、女贞、菟丝子、枸杞子、肉苁蓉填补精血。

二诊（9月4日）：药后月经即来潮，脊痛明显缓解。自云服药后就莫名其妙的感冒了，现觉喉部火辣辣的。下肢，尤其是大腿酸重不适。诊之舌苔已化，舌根仍腻，脉弦细微浮。

复气辨证：调机补托复气后表证即显，则病势已然逆转。弦细微浮脉是寒去后的身体本来面目，下肢酸重是元气不足、湿气下趋之象。治之仍宗前法，稍参通经络、化湿之品。

柴胡10g，桂枝10g，防风10g，元胡10g，龙骨（先煎）20g，生牡蛎（先煎）10g，五味子10g，蒸百部10g，陈皮10g，炒苡仁10g，车前子10g，黄芩10g，蛇舌草10g，山萸肉10g，狗脊10g，杜仲10g。3剂。

方药释义：这是调机复气汤的治法。柴胡、桂枝、防风、元胡、龙骨、生牡蛎调机复气；不需祛瘀故去赤芍，改元胡理气血；五味子、百部手敛肺气，加重收摄之力；山萸肉、狗脊、杜仲补肾气；陈皮、炒苡仁、车前子、黄芩、蛇舌草通经络，清热去湿。

三诊（9月6日）：脊柱酸而不痛，感冒已愈，下肢亦无酸重感，月经渐止。晨起咳黄痰，舌根苔以化，脉微弦紧。心理较恐惧，因按以往经验则霉菌性阴道炎马上要复发了。病情恢复顺利，调立中气以续治之。

柴胡10g，黄芩20g，法夏15g，荷叶10g，炒苡仁20g，杜仲20g，蛇舌草20g，苦参2g，茯苓20g，桑寄生30g，怀牛膝10g，鹿含草30g，仙鹤草30g。5剂。

临证诀窍：以小柴胡变通调立中气，治少阳、少阴之机。

四诊（9月11日）：药后阴道炎未发作，腰部舒适，脊柱不酸不痛。昨日取避孕环，今阴道少许滴红，白带正常。诊得舌体偏大，舌根略腻，脉调。

柴胡10g，当归10g，龙骨（先煎）10g，生牡蛎（先煎）

10g，山药20g，女贞子20g，芡实20g，白芍5g，黄柏10g，蛇舌草10g，小蓟10g，藕节炭20g。3剂。

按：这是敛气坚阴、平调气血之方。药后舌脉平和，诸症消失。患者亦觉身心愉快，要求再服药。嘱其业已康复，可停药观察。

临证诀窍：这个病例体征、舌象、脉象的治疗演变比较典型。我们可以从中观察到身体对致病因子的反应规律及复气治疗后身体的一个完整恢复过程，研究这些是非常有意思的！

6. 调立中气为主治卵巢囊肿案

卞某　女　35岁　3月13日

B超示：右侧卵巢囊肿33mm×44mm。前为其治愈痛经，故再来院求治卵巢囊肿。诊得两尺脉沉取洪。面如尘，少腹两侧痛。

复气辨证：有形之邪，必待正气充沛方可言消伐攻坚，此复气攻形之定法也。两尺脉沉取洪，是正邪相争在下焦之故。运中气以攻之。

半夏15g，白术15g，天麻10g，荷叶10g，炒苡仁10g，羌活10g，防风10g，独活10g，棱莪术（各）10g，五灵脂10g，杜仲15g，肉苁蓉15g。5剂。

方药释义：半夏、白术、天麻、荷叶调运中气；杜仲、肉苁蓉补给肾气；苡仁、羌活、独活、防风、棱莪术、五灵脂通经散癥。

二诊（3月20日）：月经已至，少腹两侧疼痛消失。现小腹正中疼痛。感冒，至夜出汗；前日赴宴伤食。右关滑，左脉浮。

复气辨证：外感风寒复加伤食又值经至，体内气机比较混乱。这种情况可以从第一系统入手调机治疗，也可从第二系统调理中气入手，亦可从形证层入手随证治之，看身体下一步变化再议。姑且采取后两种策略，调立中气合消导法治之。

柴胡15g，防风10g，枳实15g，荷叶15g，龙骨（先煎）20g，生牡蛎（先煎）20g，昆布20g，海藻20g。5剂。

方药释义：龙骨、牡蛎收敛神气，软坚散结；柴胡、防风解表；枳实、荷叶消食导滞、调治中焦，是立中气之意；昆布、海藻消癥，以其人面如尘是有湿之体，前方先通经消癥。此处再拟化痰消癥。

三诊（3月24日）：月事已过，药后小腹痛即止。现觉胃内不适莫名，口干不欲饮。右关大，余脉微弦。

复气辨证：气结在中焦，故显胃内不适、右关大。仍从第二系统调治中气。

半夏10g，生白术10g，荷叶10g，陈皮15g，沉香曲10g，刺猬皮10g，五灵脂10g，党参10g，炒山楂10g，谷麦芽（各）20g。5剂。

四诊（3月28日）：药后自觉无不适，脉势较平稳，左寸关弦浮。

复气辨证：前番因诸症病因头绪多，以调立中气之法依证而治。今内乱既平，外伤气机脉浮现，故见左寸关弦浮。治当调复外伤气机，治理少阴、少阳、太阳经气，助卫复表。

柴胡10g，防风10g，羌活10g，独活10g，枳实10g，白芍10g，生芪10g，茯苓10g，山楂10g，棱莪术（各）5g，海藻30g。5剂。

方药释义：生芪、茯苓、白芍、枳实调立中气；柴胡、防风、羌活、独活行经气；山楂、棱莪术、海藻随气散癥。

五诊（4 月 2 日）：自觉嘴里发毛，小便量变多，小便次数减少，大便一日三次。

复气辨证：嘴里发毛是内有湿热之故，小便量变多而次数减少是肾气来复佳兆。可加大消癥之力。

桂枝 10g，茯苓 10g，丹皮 10g，赤芍 10g，桃仁 10g，水蛭 5g，当归 10g，棱莪术（各）5g，酒军 5g，苍术 10g，苡仁 10g，射干 10g，海藻 10g，昆布 20g，海螵蛸 10g，桑螵蛸 10g，肉苁蓉 20g，羌活 5g，独活 5g。5 剂。

方药释义：方用桂枝茯苓丸化癥，水蛭、当归、棱莪术加强化瘀之力；酒军、苍术、苡仁、射干、海藻、昆布、海螵蛸从中气散癥；桑螵蛸、肉苁蓉、羌活、独活扶助肾气。

六诊（4 月 9 日）：药后前症悉减。昨日起小腹右侧拘急不适，白带正常，脉弦。

复气辨证：白带正常是已无盆腔炎症；小腹不适是气攻病所之象。仍守持中气，温调以待之。

白术 30g，党参 30g，吴茱萸 5g，荷叶 20g，木香 10g，香附 10g，当归 10g，桂枝 10g，赤芍 5g。5 剂。

七诊（4 月 14 日）：小腹已无不适，又觉嘴里发毛，大便一日三次，月事将至。调中理血以待之。

当归 10g，白芍 10g，熟地 10g，川芎 10g，荷叶 10g，吴茱萸 2g，防风 10g，香附 10g，女贞子 10g，旱莲草 10g，狗脊 10g，杜仲 10g，五味子 10g。5 剂。

方药释义：荷叶、吴茱萸、防风、香附调中理气；四物汤养血，二至丸养阴；狗脊、杜仲、五味子补肾气。

八诊（4 月 19 日）：经来第五天，有少量血块下，经来通畅。左寸关弦。

复气辨证：左寸关弦仍是外伤气机脉。经期但理其血，法胶艾汤、当归芍药散。

艾叶炭10g，丹皮10g，阿胶（烊）10g，当归10g，白术10g，白芍10g，赤芍5g，川芎10g，生芪12g，泽泻10g，茯苓10g，蜀羊泉20g，牛角腮15g，郁金5g，升麻2g。5剂。

此次经尽后做B超，囊肿已消失。

临证诀窍：总的来说，治疗有形之癥积还是比较复杂的，复气疗法治疗此类病的原则是调机复气的同时随证治之。对这个病人的调机没有走外调气机的路子，而是以调立中气为主。通过立中气去开胞宫一线的气机，进而顺着这条气路完成对癥积的消除。这是我的思路。

7. 调治外伤气机治卵巢囊肿案

杨某　女　26　2010年11月2日

头痛、咳嗽一周，小腹正中压痛两年余。睡眠差。大便正常。白带正常。B超示：右侧附件囊肿3.0cm×2.8cm。诊得舌淡红，苔白腻。外伤气机脉，左尺弦紧沉动。

复气辨证：左尺弦紧沉动是子宫经脉有所损伤。既有头痛、咳嗽，又有外伤气机脉存在，当从调治外伤气机入手。

柴胡5g，桂枝5g，防风5g，赤芍10g，生牡蛎15g，煅龙骨20g，陈皮10g，紫石英5g，红藤15g，败酱草20g，杜仲10g。7剂。

方药释义：以调机复气汤调复外伤气机，陈皮理中焦，紫石英、红藤、败酱草疗子宫伤。

二诊（11月22日）：药后小腹疼痛消失，因不耐药味曾呕吐一次，睡眠仍差。外伤气机脉已愈，左脉有涩象。

复气辨证：前药中的，小腹痛消失而左脉反显涩象，睡眠仍差，是阴分有所瘀滞的缘故。可补运元气以散结。

丹皮12g，桃仁12g，五味子10g，香附12g，郁金12g，生芪20g，陈皮10g，海藻10g。7剂。

方药释义：黄芪、陈皮运气；五味子安神；香附、郁金行气解郁散结；丹皮、桃仁活血祛瘀散癥；海藻化痰散结。

三诊（2011年12月2日）：药后睡眠深沉，白昼亦思睡，胃口大开。患者对囊肿比较担心，询问是否能最快地进行消除。劳累后小腹坠胀。诊得舌象正常。左关滞，右关弦紧细，余脉弱。

复气辨证：思睡、纳开是气机运转、神气趋向恢复的佳兆；从脉看是精亏气滞之象。但用调机复气汤调运气机，随气机运动去复气消癥。

柴胡5g，桂枝6g，防风10g，赤芍5g，生地10g，女贞子10g，香附10g，络石藤10g，鬼箭羽10g，生杜仲10g，巴戟天10g，远志10g，合欢皮20g。7剂。

方药释义：调机复气汤去龙骨、牡蛎，改远志、合欢皮，以神气已敛不需重摄故；生地、女贞子、生杜仲、巴戟天养精血；香附理气解郁；络石藤、鬼箭羽消癥。

四诊（2011年12月10日）：药后眠食具佳，小腹已无坠胀，用眼时间过长觉眼胀，月经刚至。左尺滑。今日B超示囊肿已消失。

复气辨证：囊肿已消失。月经至，故左尺滑。立中气、养阴血以善后。

白术12g，当归5g，吴茱萸g，生地12g，龟板6g，蒲公英20g，马齿苋20g，杜仲10g，夏枯草12g。5剂。

方药释义：白术、吴茱萸建中；龟板、蒲公英、马齿苋、杜仲、当归、生地养阴血；夏枯草调肝。

临证诀窍：这是个用调治外伤气机消癥结的例子，可以与上例立中气案互参。对于癥瘕积聚类疾病的治疗，关键是要把气路打开，只有把气路打开后，消癥去积的药方能到达病患处，病才能治愈。对于消癥去积药并不需猎奇，气路能开，寻常三棱、莪术之类就可以了；气路不开，药不能到达病所则病很难治愈。很多气郁多怒的病人，神气受人事影响大，治了很长时间第一系统气机都不能复原，根本就没有进一步用药的机会，因而病也就没有了治愈的希望。

8. 乳痈（急性乳腺炎）案

刘某　女　27 岁　2007 年 4 月 9 日

家属代诊。发热，右乳胀痛至腋下，扪之烫手两天。顺产后第 26 天，恶露未尽，睡眠差。测体温 39.5℃。不敢服西药，将办满月酒，甚急，求治。舌质红、苔黄腻，脉洪。

复气辨证：形气具实之证，清其热、通其络可也。

蒲公英 30g，蛇舌草 30g，穿山甲（先煎）10g，橘叶 10g，橘络 10g，熟附片（先煎）10g，鹿角霜（先煎）20g，漏芦 15g，丝瓜络 20g，薄荷（后下）15g，红藤 10g，王不留行子 10g。1 剂。

外用 25% 硫酸镁溶液湿敷。

二诊（4 月 10 日）：家属代诊。药后胀痛稍稍减轻，恶露已尽。仍发热，体温 38.5℃。内症既平，重泄之。

柴胡 60g，苏木 10g，黄芩 20g，广地龙 10g，荷叶 10g，龙齿（先煎）20g，生牡蛎（先煎）30g，谷麦芽（各）30g，浙贝 15g，防风 10g，皂刺 10g，金银花 30g，天花粉 10g，瓜蒌皮 20g。1 剂。

三诊（4月11日）：家属代诊。药后热退，乳房痛胀明显减轻，腰酸，出汗多。此上实下虚也。

白术10g，党参10g，黄芩10g，吴茱萸10g，丝瓜络10g，杜仲10g，续断10g，侧柏炭10g，血余炭10g，穿山甲（先煎）10g，浙贝20g，皂刺12g，银花藤20g，天花粉25g，瓜蒌皮20g，谷麦芽（各）20g。1剂。

四诊（4月12日）：家属代诊。乳房基本复原，右外上相微痛，腰酸。补肾助经气。

杜仲20g，狗脊20g，女贞子20g，蛇床子10g，漏芦15g，丹皮10g，防风10g，谷麦芽（各）30g，皂刺12g，天花粉20g，血余炭10g，穿山甲（先煎）10g，蛇舌草20g，枳实10g，瓜蒌皮20g，娑罗子10g，路路通5g，浙贝母10g，檀香（后下）10g，砂仁（后下）5g，木贼10g。1剂。

五诊（4月13日）：家属代诊。乳痛、腰酸皆愈，要求调理一下身体。下焦略有湿热，清泄之。

苦参5g，地肤子10g，杜仲20g，枸杞子20g，桑寄生20g，白术15g，南北沙参（各）20g，漏芦15g，五味子10g，冬瓜皮30g，白茅根30g，金银花30g，地丁草30g，鱼腥草30g，苍术15g，陈皮20g。2剂。

服后甚安。

临证诀窍：乳腺炎发热可重用柴胡30g，甚至到60g，可以退烧、散乳房结。

9. 子宫脱垂案

薛某　女　62岁

患子宫脱垂三四十年。每发则腰痛不已。前年丧子后症情加重，十余日即发作一次，每次发作需平睡两天，同时用热毛巾热敷小腹后坠痛才能好转。妇科检查：子宫脱垂Ⅰ°。现小腹坠痛甚，小便频数。望之体态肥硕，面青白带黄，气短声弱，腠理不固。苔薄腻浊，脉大。

复气辨证：中气不足，补中益气汤之的证。

柴胡10g，升麻10g，白术15g，党参10g，陈皮10g，生芪30g，当归10g，白芍10g，银花10g，云苓10g，苏木10g。3剂。

另用毫针刺其百会、上星、中脘、气海、关元，右三里、左阴陵泉，平调后施补法，留针近两小时。针刺过程中患者即沉沉睡去。

翌日复诊，云昨天至晚腹未再痛，针后自觉两手臂先痒后肿，但外观无异。复刺右仆参、百会、上星、下星、石门，留针一小时。另处善后方：

白术20g，生甘草10g，八月扎15g，生芪10g，党参30g，川朴6g。5剂，善后。

此后随访至今，子宫未再脱垂过。

临证诀窍：此例的治疗中，针刺起了通导经络的作用，这个作用是很大的，经络通畅后用药物会事半功倍的。这与复气的同时用散结药治肿块是一个道理。针刺经络通经的效果有时更直接，且针刺能补药物治疗的不足，所谓“药之不能，针之所及”。很多针刺效果差的病人往往都元气不足，大夫是巧妇难为无米之炊！

10. 继发性不孕案

赵某　女　23岁　2004年11月19日

患不孕三年。三年前曾人工流产一次，自后一直未孕。夫妻生活正常。曾在某医院做过右侧输卵管疏通术。现体格健壮，脾气急躁，小腹气胀，腰痛，半夜常因腰痛而坐起敲打腰部，下肢冷，但又自觉脚心发烫，即使大冬天也常欲放脚于被外始快，白带多而清稀，性欲亢进。舌红苔少。脉左关独大、寸尺弱，右寸弦长而滑、关弱。

复气辨证：元气不足、虚阳上亢之证，是第一系统下焦虚寒，第二系统元气浮越于外。右侧头部气机不利。治先拟调气补肾，复下焦元气。

乌药6g，香附10g，小茴香10g，益母草12g，黄柏12g，知母12g，仙灵脾20g，杜仲20g，枳实20g，车前子（布包）15g，枇杷叶15g，鸡内金20g，当归12g，白芍15g，麦门冬10g，橘核10g。5剂。

方药释义：仙灵脾、杜仲、乌药、香附、小茴香、橘核调机温复下焦阳气；黄柏、知母、当归、白芍、麦门冬坚阴敛阳；益母草、车前子利水通阴路；鸡内金强胃气，枇杷叶调右侧头部气机。

二诊（12月1日）：自诉服前药2剂后，腰即不痛，不用再夜坐敲打，下肢冷热感明显好转；小腹气胀消失，谓运动后小腹略痛；小腹寒凉感亦消失，白带明显变少；性欲亢进消失；月事至届未潮。诊得右寸滑已解，左关独大。舌红苔白腻。

复气辨证：望之神气收敛，气机平和；左关独大是血不足，肝气盛。女子以血为本，治当理血，不耳气恐复逆。治当调立中气，兼养阴血。古法逍遥散、八珍汤亦是此意。

柴胡10g，桂枝2g，竹叶10片，红花2g，云苓10g，白术10g，生芪10g，麦门冬10g，当归10g，白芍10g，川芎10g，熟地10g。5剂。

方药释义：柴胡、桂枝合竹叶、红花，调治气机、通血水之道；茯苓、白术、生黄芪、麦冬建中气；四物汤养血调血。

三诊（12 月 6 日）：自诉上次服药后，当日月经即至，经行通畅。其夫谓患者睡眠好转，脾气亦较前温柔。诊得右尺弦紧。右腰空虚，小腹部经脉通畅。

复气辨证：睡眠及脾气转好是神气调复佳兆。右尺弦紧、右腰空虚是肾阳虚的本证。前者气浮于外故此证不明显。温填之。

枳实 10g，柴胡 10g，党参 20g，威灵仙 10g，当归 10g，熟地 30g，仙灵脾 12g，磁石（先煎）10g，紫石英（先煎）10g。5 剂。

方药释义：枳实、柴胡、威灵仙、当归、党参行经气；熟地、仙灵脾、磁石、紫石英温填精气。

四诊：月事刚过 8 天，胸口受寒，自觉胸闷欲发脾气。循经诊得膻中穴气结，左关独大，右寸弦浮。

复气辨证：气滞上焦，法陷胸汤开泄之。

全瓜蒌 15g，薤白头 6g，川芎 10g，乌药 10g，香附 10g，荜菝 6g，当归 15g，生芪 30g。3 剂。

按：药后脉来滑利，是气血已调之象。嘱其不需再吃药，加强营养。准备在正月里怀胎，我静候佳音。后果于正月怀孕，足月顺产一男孩，母子皆健。

11. 经断后复来案

焦某　女　50 岁　2007 年 1 月 13 日

经断半年复来，量多，夹有血块。有子宫肌瘤病史。来诊时经来已十日犹未尽。感冒第 5 天，伴有咳嗽，不发热，自觉口内烫，骨节酸痛，头脑晕不清晰。脉浮取弦紧，中取大。

复气辨证：元气布局尚平稳，寒伤营卫则脉浮取弦紧，脉中取大是第二系统元气亢奋、阴气不足之象。先去其风寒，复其营卫。

羌活10g，防风10g，松节10g，白前10g，白及10g，五倍子10g，白术10g，炒苡仁10g，荷叶10g，柴胡10g，女贞子15g，山萸肉10g，五味子10g，枸杞子10g。3剂。

方药释义：羌活、防风、松节散寒舒筋；白前、白及、五倍子止咳敛肺气；白术、苡仁、荷叶建中气；柴胡、女贞子、山萸肉、五味子、枸杞子补助阴气。

1月19日来告，自诉服第一次药后经血即见减少，现月经已止，咳嗽亦好。

12. 先其时而治愈经漏案

(1) 宋某　女　26岁　2006年10月26日

以咳嗽、黏痰难咯、稍恶寒三天就诊。诊得脉数，气喘，面白而浮，大便调。是桂枝加厚朴杏子汤证。

桂枝15g，白芍10g，生姜15g，生甘草6g，大枣3枚，杏仁20g，川朴15g，五味子10g，干姜10g，法夏10g。1剂。

二诊：患者1周后来复诊，云1副药吃了3天，服药后第1天咳嗽全止，第2天欲咳但能忍住，第3天咳出大量黏痰。令其意想不到的是，第1天服药时，恰好月事至，既往经来需1周，或有少量血块，但经尽后隔天又来，必是淋漓不止5~6天后方彻底干净。但此次药后经来大量血块，5日即尽，未出现淋漓不尽的现象。现晨起有黄痰。诊得右寸关滞。仍当泄肺。

法夏15g，生牡蛎（先煎）30g，金荞麦30g，杏仁15g，川朴15g，鱼腥草20g，葶苈子20g，浙贝母15g，桃仁10g。3剂。

随访，黄痰已消，经漏竟至此而愈。

（2）张某 42岁

每年入夏咳嗽。现咳嗽四天，有清水样痰，喉痒。四年前因甲亢在经期行同位素治疗后每次月经来即提前一周。诊得左寸关浮紧弦。

复气辨证：病虽久，但仍是风寒稽留、气机外伤之脉。治当调机复气。

柴胡10g，桂枝10g，防风10g，赤芍10g，苏叶25g，麻黄3g，橘络10g，元胡10g，陈皮10g，荷叶10g，丝瓜络10g，枸杞10g。5剂。

按：此处用的是调机复气汤进退。

随访，药后咳嗽即止，偶有痰。令患者意想不到是，月经周期也恢复了正常。

临证诀窍：一般月经先期、经漏，责之气虚血热的多，治疗上多以理气、养阴、清热为多用。但一种比较好的治法是调治患者的人机，机调好了经来就准。上两例就是用调机治好的，有些异病同治的味道。事实上复气治疗就是如此：很多时候不用去探究具体的病，只需入手调就是了。

十三、皮肤病的复气治疗

皮肤病种类繁多、成因复杂，共同的特点是都有可以直接观察的外在皮肤表现。因为皮肤病是一个“有形”的病变，所以对于皮疹，尤其是疑难皮疹的成因识别要考虑到是原发皮损还是一个反应性的皮损。传统皮肤病的治疗可分为内治与外治两大部分。复气疗法属于内治法，通过调治无形的元气来修复皮肤有形的病变。我研究治疗皮肤病，是因为一直以来我都认为，从皮肤病到风湿免疫病到肿瘤三者之间在中医治法上存在着螺旋反复式的联系，在这三者间的治疗实践就是如何利用“无形”去调控“有形”的实践。耐人寻味的是，治疗并非中医学本来所重的东西，而是中医学在解决现阶段疾病时的一个新课题，未来中医学还将回复到调神气治未病的本来用意上去。

1. 湿疹案

(1) 产后湿疹案

李某　女　30岁　2004年10月27日产科会诊

患者妊娠中期即患结节性痒疹、湿疹，皮损时有渗出，因有孕故未及时服药治疗，终因不耐剧烈瘙痒提前行剖腹产术。现剖腹产术后第一天，阴道流血多，奶水几无，精神躁动，时时汗出。专科检查：双下肢外观如老树皮，呈大片蛎壳状苔藓化皮损，腹部大片皮损呈地图状，皮损均渗出明显，自觉彻夜瘙痒。诊得舌红、苔黄腻。脉洪。

复气辨证：精神躁动、时时汗出，是神志不定，第一系统元气浮越、湿气蒸腾的缘故。形证层看是气血两伤，阴虚血热，中见湿邪。蛎壳状皮损形态坚固，治疗非一日所能图。剖腹产后气血两虚，且需乳儿，用药实有所掣肘。当务之急是坚阴复气，导气下行，令神气收敛于体内。

生地 12g，麦冬 10g，大青叶 10g，生苡仁 20g，海桐皮 10g，竹茹 12g，益母草 10g。3 剂。

方药释义：生地、麦冬甘寒微苦，坚阴复气；竹茹和中化湿；大青叶凉血解毒；益母草交通血水；海桐皮、生苡仁通经化湿，引气下行。

外用：马齿 60g，野菊花 30g。3 剂，塌洗患处。

二诊：药后腹部皮损收干，下肢皮损稍好转，皮损瘙痒见缓。恶露通畅，量少，偶有血块下；刀口时拱痛；乳汁下而不畅，量少不足乳儿；恶梦，睡中汗出；口渴，舌淡苔稍腻。元气见收，尚不耐攻伐，缓图之。

生地 12g，南沙参 15g，麦冬 20g，穿山甲（先煎）6g，生苡仁 30g，泽兰 12g，白鲜皮 10g，海桐皮 10g，生牡蛎（先煎）20g，磁石（先煎）20g，刺夕利（即刺蒺藜）10g，泽泻 6g。3 剂。

方药释义：牡蛎、磁石、刺夕利安神软坚止痒；穿山甲软坚散结；生地、南沙参、麦冬养阴益气；生苡仁、泽兰、白鲜皮、海桐皮、泽泻清热通经除湿。

三诊：下肢皮损见平，余证兼除。仍宗前法，通经除湿。

防己 10g，地龙 15g，茯苓皮 30g，海桐皮 10g，川牛膝 10g，柴胡 10g，丝瓜络 12g，木瓜 12g。5 剂。

四诊：食鱼后湿疹复发，下肢较为厉害，皮损渗出明显，痒甚；新患感冒已两天，右侧偏头痛，口干。诊得左寸独大，双关大。

复气辨证：脉大而不浮不洪是气血不足、火郁使然，急当开泻之。

当归10g，白芍10g，生芪12g，生地10g，黄连10g，远志10g，茯苓10g，丹参12g，内金20g，连翘15g，川牛膝10g，生苡仁40g，海桐皮12g，川楝子10g，桑叶10g，白菊花10g，荆芥10g，防风10g，枳实12g，石菖蒲12g。5剂。

五诊：皮损略见好转，舌体薄大、无齿痕，舌尖红，满布细小颗粒样腻苔。诊得右寸滑动，左尺大。

复气辨证：左尺大是肾阴不足，右寸滑动是肺气不调、气化失利。势当清肃。

泽泻20g，生地10g，马齿苋20g，白鲜皮20g，白夕利20g，枇杷叶20g，炒苡仁20g，蝉衣10g，生甘草10g，生姜皮6g，冬瓜皮20g。5剂。

六诊（11月24日）：皮损见收干，口干好转，大便2~3天一次。新近半夜喂奶着凉又见外感。右寸尺大，左寸独大，少苔。

复气辨证：热郁心肺，宣清之便是复气。

生麻黄6g，南北沙参（各）10g，紫花地丁20g，生甘草10g，滑石（先煎）30g，生地15g，炒白术10g，广地龙15g，黄柏10g，黄芩10g，炒苡仁60g，川牛膝6g。5剂。

七诊：腹部湿疹已愈，下肢蛎壳状皮损已明显缩小，形态亦见平，大便仍干。脉较前弱，双关大。

复气辨证：双关大是第二系统中气运化不利。但我们从另一个角度看，联系上诊从寸脉平复到关脉显现，说明这是邪气转属阳明的佳兆。病在阳明泻之可也。

酒军 10g，生牡蛎（先煎）20g，枳实 10g，青风藤 10g，海金沙藤 20g，金银花藤 20g，凤尾草 12g，生白芍 15g，丹皮 10g，苍术 10g，白及 10g。3 剂。

方药释义：酒军、牡蛎、枳实、苍术、白及运化中气，从阳明泄泻；白芍、丹皮收气养阴清热；青风藤、海金沙藤、金银花藤、凤尾草通经络除湿，用藤类药物通经络效果还是不错的。

八诊：下肢蛎壳状皮损基本痊愈，中心部位的皮损尚高出皮肤，遗留色素沉着。梦多，口干。诊得左寸独大，右关大。

复气辨证：梦多、口干，左寸、右关大，是心胃之火内郁的缘故。从五行生克入手，母子本脏并泻退其火，以待人机来复。

黄连 3g，丹参 10g，远志 6g，茯苓 10g，广郁金 6g，川楝子 6g，柴胡 3g，香附 10g，生白芍 10g，灯心 3g，广藿香 6g，粉萆薢 10g，生苡仁 10g，海金沙藤 20g，银花 20g，青风藤 10g。7 剂。

方药释义：黄连、丹参、远志、灯心、茯苓泻心；白芍、藿香泻脾；广郁金、川楝子、柴胡、香附泻肝；余药清热除湿。药后诸症消失，母女平安。

临证诀窍：这个病人的病史比较特别，病程也比较长，又未经治疗，所以皮损才会呈老树皮样及蛎壳样，这么厉害的皮损是很少见的。对于这个病人的调机治疗，我是从调复阴气入手的，走的是气血的里层，有别于调复外伤气机从外到里的治法，这是因为剖腹产后需时时顾及养其阴血的缘故。因为阴血不足，所以这个病人的湿热一时很难清化出去，变化较多，所以我就依证所显，从其郁火，依五行调平脏气入手治疗，取得了很好的疗效。依五行生克调平脏气的办法属第二系统的治法，比调治中气更深一层，这个办法可以治到疾病进入第三系统的早期。

(2) 婴儿湿疹案

苏某　男　8月　2007年5月24日

早产儿，基本人工喂养。患湿疹已7个月，患病以来在上海、南京、苏州、无锡各大医院均已诊治过，惜无效。如此小的孩子长期应用皮质激素软膏，家人心存畏惧，经人介绍后以侥幸一试的心理来诊。

现患儿头面几乎满布黄痂，前额、头部渗出明显。烦躁哭闹，两只小手各套了只小袜子不停地在搓面搔头，甚是可怜。倒奶现象严重。大便平日时干时稀，矢气频多；近两天腹泻，正在儿科接受治疗。查指纹，青紫凝滞已过气关。

复气辨证：此是神志躁动、元气不足之证。形证层看属脾胃内伤，中寒较甚，邪热郁在血脉，症情较重。宗东垣理法，温中复气，调和营卫，退其血热以安其神。

当归5g，生白术3g，白蔻仁（后下）5g，茯苓10g，砂仁（后下）5g，陈皮5g，地肤子5g，野菊花5g，青黛1g，怀牛膝2g。3剂。

方药释义：当归、生白术、白蔻仁、砂仁、陈皮、怀牛膝温中复气，调和营卫；地肤子、野菊花、青黛凉血解毒，化滞安神。上药浓煎，趁儿饥饿于喂奶前服10～20ml，至少一日三次。

外用方：野菊花20g，马齿苋50g，地丁草10g，生甘草5g，黄柏50g。煎水塌洗湿敷患处，每次5分钟，每日三次。

二诊（5月25日）：昨日回家后药才服一次，但家属诉泄泻加重，一日五次，均是青褐色水样便，夹有泡沫、奶瓣。湿敷后患儿能安静二三小时，渗出液减少。患儿仍哭闹不安，搔抓不定。望之神气较昨日稍定，但面色透显青暗色，好在无发烧。

复气辨证：从神定、泻下物、面色来看是前药已中病，肠中积滞被推下，营中寒气外显，这是本证。但面色青暗终非善色，要虑其惊风虚脱之证。腹泻次数较多，看家属皆焦虑不定，恐家属焦虑情绪波及患儿，这个非常不利于病情好转。为安抚家属，嘱前药暂停服，告知先给开个止泻方救急，待泄止后续服前方。

遂逆调机立中气之方以固护元气，止其腹泻。

柴胡5g，桂枝5g，黄芩2g，法夏5g，荷叶3g，炮姜5g，赤石脂（先煎）5g，车前草10g。2剂。

方药释义：这是调机复气汤法，黄芩、半夏、荷叶、炮姜调立中气，赤石脂、车前草固护下焦元气并止泻。令急煎服。

三诊（5月28日）：药后泄泻即止，湿疹明显好转，皮损大部分收干，边缘局限，少量鳞屑。面色已转正，元气轻浮。阴分仍有热，当坚阴复气。

龙骨（先煎）5g，生牡蛎（先煎）5g，柴胡2g，女贞子10g，侧柏炭10g，紫草5g，元胡2g，全蝎0.5g，当归2g，荷叶2g，生白术10g，茯苓5g，车前草10g。3剂。

方药释义：龙骨、牡蛎收敛神气；柴胡、女贞子、侧柏炭、紫草、元胡、当归、全蝎调治阴气；荷叶、生白术、茯苓、车前草调立中气祛湿。

四诊：内服药尚未服完，外用药已用尽。观察所有皮损渗出均已停止，嘱停用洗药。

黄连20g，黄柏20g，冰片2g，青黛20g，西月石20g，五倍子20g，生甘草20g，生龙骨20g，生牡蛎20g。

共研细末，外扑患处，一日三次。

五诊（6月9日）：湿疹大面积痊愈，患儿活泼可爱，与初诊相比判如两人。苔偏腻，是胃肠湿滞，仍从调治中气下手。

生牡蛎（先煎）10g，生龙骨（先煎）10g，泽泻5g，泽兰5g，苏叶2g，生白术5g，芡实10g，陈皮3g，生甘草2g，荷叶5g，砂仁（后下）5g，茯苓10g，炒苡仁20g，车前草5g，地肤子5g，丹皮炭5g。3剂。

六诊（6月14日）：湿疹基本痊愈，唯从前溃疡处痂皮尚未脱落，大便已正常，指纹隐在风关附近、纹色淡红。是中焦阳气尚未振作，仍有寒气，再进温中复机之品可也！

柴胡3g，桂枝3g，干姜2g，生甘草5g，砂仁（后下）5g，莲子10g，肉苁蓉10g，青黛5g，炒苡仁10g。5剂。

方药释义：柴胡、桂枝调阴阳之机；干姜甘草汤温中阳；砂仁、莲子、肉苁蓉扶脾肾之气；用青黛是清血分余热，亦为坚阴；苡仁通经化湿。

按：药后小儿完全康复，食量明显增大。之前疗小儿湿疹不下三百例，不过二三服即愈，最多不过一周。此儿调治近一月，实属婴儿湿疹中重症者。婴儿湿疹是特应性皮炎的早期表现，治疗一定要早，因为早期的病机简单，一般都是脾虚伤食，只需用异功散加消食导滞药如鸡内金、神曲、谷麦芽之类，配合上面的外洗方，不过二三服即愈。若迁延不治或只用皮质激素类药膏外用而不内调脾胃，多会导致病情反复，如特应性皮炎的儿童期、成年期等，或变生他证如哮喘等，但早期只是个脾虚伤食。

2. 皮肤瘙痒症

(1) 子宫肌瘤切除术后皮肤瘙痒二十年案

陈某　女　61岁　2005年6月30日

二十年前行子宫肌瘤切除术后即病周身皮肤瘙痒至今，遍治不效。现耳内、脚趾缝内、腰部不时阵痒，就诊时尤搔抓不停。自云痒甚时全身出汗，倘见风则恶寒凛凛。经常心悸，这是缘于13年前受惊吓所致。腰部跌伤十年，劳累后、阴雨天则酸重不已。口内干苦、胃内胀满不适，痰多，大便干结不爽多年。望之神气躁动不时显呆滞，舌苔呈粗粒样黄腻苔，舌边有瘀点，双寸弦，右关滞。

复气辨证：神志不定，五脏气争，血气离散，正当此列。急当调复第二系统，补土立中气以固本，清心平木以治标。病重当大剂与之。

白术12g，云苓20g，荷叶15g，川朴10g，酒军6g，砂仁（后下）6g，泽泻10g，炒苡仁30g，大腹皮10g，紫背浮萍15g，生龙牡各20g，龙胆草6g，虎杖10g，菌陈10g，柴胡20g，当归20g，香附10g，郁金10g，连翘15g，黄连6g，远志10g，丹参20g，朱苓10g。3剂。

方药释义：白术、云苓、荷叶、川朴、酒军、砂仁、泽泻、炒苡仁、大腹皮调立中气以化湿；紫背浮萍通畅三焦水道；龙骨、牡蛎安神敛气；龙胆草、虎杖、茵陈、柴胡、当归、香附、郁金平木；连翘、黄连、远志、丹参、朱苓清心。

二诊（7月4日）：前方服后初见效，痒稍定，黄腻苔见退，舌质深红。审得是阴不足，原方加生地30g。再进3剂。

三诊（7月12日）：瘙痒基本痊愈，心悸亦愈。气短，有痰，指麻，口甚苦，胃痞，大便不爽。左关浮弦，右寸关濡，舌质稍红、苔白腻。

复气辨证：气短是上焦气弱，余证是痰湿困肺胃之象。此种情况既可以调气机治，亦可化湿以利气。三仁汤乃化湿良方，可参用之。

杏仁12g，白蔻仁（后下）12g，炒苡仁30g，川朴15g，法夏12g，滑石（先煎）20g，生牡蛎（先煎）30g，枳实12g，南北沙参（各）15g，生芪10g，党参12g，红花10g，浙贝10g，苦参12g。5剂。

方药释义：三仁汤宣肺胃化湿；南北沙参、生芪、党参、红花补气活血，治上焦元气不足；牡蛎、枳实、浙贝、苦参清泄湿热。药后诸症悉除。

(2) 阴囊瘙痒症伴腰部湿疹三年案

除某　男　52岁　2003年6月22日

阴囊瘙痒、肿胀起鳞屑，腰部反复发湿疹三年，屡治乏效。脉大而有涩意，舌红少苔。

复气辨证：阴气不足，湿热内蕴而不能显。阴不能复，湿热不能去，故病症缠绵难愈。舌红少苔、脉大是阴伤，涩脉是内伏之湿热。坚阴复气，托之清之可也。

生地20g，生甘草10g，玄参10g，白鲜皮12g，桑白皮10g，茯苓皮12g，苍术10g，炒苡仁20g，黄柏20g，龙胆草6g，野菊花10g。5剂。

方药释义：生地、生甘草、玄参、黄柏坚固阴气；用桑白皮、茯苓皮、白鲜皮从上焦走皮部清利湿热；苍术、苡仁走中焦化湿；黄柏、龙胆草走下焦苦寒燥湿。三路齐运，共成坚阴复气、分消湿热之势。

二诊（6 月 26 日）：前药服 3 剂即起效，现阴囊皮肤基本复常，腰部湿疹已愈。谓每至半夜 12 时左右，周身不定地方瘙痒，但能忍受。补诉每到冬日必发咳嗽。近日时有口苦，舌红、苔薄白稍腻，左寸洪，右寸大、关实。

复气辨证：坚阴复气，清理第一系统外围湿热后，脏腑本证渐显。阴不足则心火旺，故见左寸洪；肺胃湿热壅盛，故见右寸大，右关实。这两条是比较根本的病机，之前一直伏在里面。先前无苔，坚阴复气后见薄腻苔是元气内复之佳兆，正因为元气内复，所以湿热之邪得以显示在舌苔上。也就是说，我们前面的治疗把身体内的病理进程逆转到了一条正常的轨道上来了。这是复气治疗的魅力所在。既得阳脉，可用阴药调之。可依五行本脏体用用药调平脏气。

生地 30g，玄参 20g，麦冬 20g，生甘草 10g，紫草 10g，石菖蒲 10g，淡竹叶 10g，三七粉（冲服）10g，枇杷叶 30g，白鲜皮 30g，桑白皮 20g，茯苓皮 15g，紫背浮萍 20g，生芪 6g，竹茹 12g，猪苓 12g，炒苡仁 30g，苦参 10g，野菊花 10g，白夕利（即白蒺藜）10g。5 剂。

药后诸症消失。

三诊（8 月 4 日）：皮肤瘙痒复作。诊得脉右关大，舌红苔黄腻。

复气辨证：舌红苔黄腻、右关大，湿热中阻之象，实质是余邪未尽，气复后邪归阳明，佳兆，分消夺散之。

露蜂房 6g，净蝉衣 12g，桑白皮 12g，茯苓皮 12g，山慈菇 12g，地肤子 10g，石决明（先煎）15g，滑石（先煎）20g，当归 10g，白芍 20g。5 剂。

方药释义：蜂房、蝉衣、桑白皮、茯苓皮、山慈菇、地肤子止痒清化湿热，石决明、滑石平肝敛气化湿，当归、白芍和营。药后，疾病至此痊愈。

临证诀窍：先贤称湿热之邪如油入面，甚难清理。这个病人来诊时舌脉偏于阴伤，细心探究湿热是内伏的，故脉大而涩，瘀血证也有类似脉芤涩象，但一般若非大量出血则大芤的脉是不多见的，这是鉴别思路，况大出血总有外症可查。随着复气治疗深入，元气渐复而舌脉亦显露出阴伤湿热的本证，具体脏腑受邪的地方也表现出来了，我们说脉证相符，这是顺证，就有利于治疗，所以二诊后临床症状都消失了。三诊是隔了一段时间来的，前面经我们坚阴复气后，身体内的元气运动趋向正常，所以当这个比较正的元气运动了一段时间后，它就把深存于体内的湿热进一步给托现出来，表现出邪归阳明的局面，这是大好事，邪归阳明，无所复传，故病一泻而愈。这个治疗就比较根本了。

(3) 外阴瘙痒十余年案

冯某　女　34 岁　2005 年 12 月 1 日

患外阴瘙痒症十余年，痛苦不堪。现烦躁，不口干，舌红瘦、苔黄厚腻，脉得左尺、关弦，余脉弱。

复气辨证：阴气不足、湿热内蕴之证。左尺关弦是病在阴器的缘故。治当养阴行气化湿。

当归 10g，白芍 20g，生地 20g，山药 20g，柴胡 6g，乌药 10g，香附 10g，藁本 10g，蜀羊泉 15g，地肤子 10g。5 剂，内服。

方药释义：当归、白芍、生地、山药、柴胡养阴气；乌药、香附、藁本调厥阴经气；蜀羊泉、地肤子清阴部湿热。

另处：

苦参 30g，花椒 20g，蛇床子 20g，野菊花 20g，黄柏 20g，薄荷 20g。5 剂，外用。

12月6日，药后瘙痒减，自觉怕冷，舌红显退，舌苔厚腻白，左尺较前盛。

复气辨证：阴气见复后显露出脾肾阳虚之证，湿热仍未化尽。

熟附片（先煎）10g，佩兰12g，泽兰12g，茯苓15g，生地15g，生甘草10g，酸枣仁12g，广木香10g，淡竹叶15g，丹皮10g，泽泻15g，制乳没（各）6g，苦参10g，蛇床子6g，地肤子10g，白鲜皮15g。5剂，煎服。

洗方同前。

方药释义：附子、佩兰、泽兰、茯苓、竹叶、泽泻、木香、乳没温阳通络利湿；生地、生甘草、酸枣仁、丹皮养阴；苦参、蛇床子、地肤子、白鲜皮、清湿热。药后诸症悉除。

临证诀窍：这个病人一开始表现出的也是阴气不足、湿热内盛，但二诊却显出脾肾阳虚的证候，为何变化会如此之大呢？其实一诊时若仔细推究，除了阴气虚外阳气也是虚的，但并没有形成一个阳气偏盛的实热证，所以患者不口干；另外，烦躁除了由瘙痒引起外，阳气虚也是一个原因。因为察觉到阳虚的存在，所以一诊没用苦寒坚阴之药，而只是从养阴血、调经气入手，静待其变。果然二诊时阳虚之证就表现出来了，阴虚夹湿存有治疗矛盾，而阳虚夹湿却是一个顺证，故二诊助以扶阳通络利湿后诸症消失。

我们从这个病案可以看到，人体内的病理变化是层次分明的，邪气会渗透在里面，正确治疗以后，随着元气的复位，气机运动会把同样的邪气从体内托出，身体则会表现出脉证相符的顺证。

（4）外阴瘙痒十余年案

孙某　女　36岁　2006年2月22日

自十余年前产后起，先自外阴部开始，渐至肘部、颈部、腰部反复出疹，瘙痒无度。曾在上海、南京、无锡各大城市皮肤病专业机构诊疗过，有诊为“神经性皮炎”者，有断为“异位性皮炎”者，有诊为“外阴瘙痒症”者，惜一效难求，始终未能治愈。有肺结核史，已于2001年治愈。近有医令服雷公藤多甙片治疗，至使月经淋漓不断至今，已不敢服。最近服过的一张中药方系凉血散风之品，仍不效。现外阴、肛周痒甚，颈项、腰部见典型神经性皮炎样皮损，触之则痒甚。皮损常在阴雨天加重，因为外阴瘙痒加剧已数夜未眠。神躁，舌淡苔薄白，右尺沉实、关大。

复气辨证：阴虚神躁，湿气弥漫中下二焦。湿气重会导致阴虚，阴虚跟瘙痒都可引起神躁，当然神躁又会加重瘙痒。轻可去实，投以轻清淡渗之品和阴化湿，复以重镇之品敛气安神。

诊毕，先为其刺印堂、内关、三阴交，令其熟睡一次。

生牡蛎（先煎）30g，灵磁石（先煎）30g，生龙骨（先煎）30g，灵芝10g，五味子5g，白芍10g，制首乌10g，生甘草12g，柴胡10g，青蒿10g，白茅根35g，泽泻20g，炒白术6g，佩兰15g，荷叶12g，炒苡仁20g。5剂。

方药释义：方用龙骨、牡蛎、磁石、灵芝收敛神气；五味子、白芍、制首乌、生甘草养阴气；柴胡、青蒿、白茅根、泽泻从阴分泻下焦湿热；炒白术、佩兰、荷叶、炒苡仁从中焦宣化湿邪。

二诊（2006年3月4日）：云上次针刺服药后，第一晚阴唇部瘙痒即明显减轻，已能安然入睡。现阴部瘙痒趋向耻骨联合处，后项部已无瘙痒。查后项部苔藓化皮损基本平复。诊得神紧，舌淡，左尺洪，右寸关浮取紧、沉取洪。

复气辨证：前番外敛神气、内复阴气、分消祛湿引气下行后，身内元气有复，疾病之脏腑本证得以显现。左尺红是肾阴不足，右寸关浮取紧、沉取洪是上焦亦有湿邪且第二系统元气尚未调复之故。仍当安神养阴以利气机，佐以祛湿为治。

生龙牡（各、先煎）30g，灵磁石（先煎）30g，五味子10g，珍珠母（先煎）30g，灵芝10g，白芍10g，女贞子10g，制首乌10g，生地6g，乌贼骨12g，虎杖10g，青蒿6g，夏枯草12g，茜草10g，地榆10g，炒白术12g，炒苡仁30g，宣木瓜10g，浙贝10g，海浮石（先煎）20g。6剂。

方药释义：方用生龙牡、灵磁石、五味子、珍珠母、灵芝、白芍、女贞子、制首乌、生地安神养阴；乌贼骨、虎杖、青蒿、夏枯草、茜草、地榆导引阴分湿热；炒白术、炒苡仁、宣木瓜、浙贝、海浮石从中上二焦宣化湿热，以脉显在右寸关部。药后诸症消失。

临证诀窍：这个病人变动在阴气，阴阳互根的缘故，所以复气治疗在内补阴气的同时还需从外收敛外在的神气，其实那是离位的阳气，《黄帝内经》上说“阳在外，阴之使”，也就是这个道理。阴阳和，中气复转，身体对邪气的排斥反应也就回到一个正常的路径上来了。脉证相符，那么这个病大家就容易治了，不用你组方，后世很多对应的方子都能治。

通过这些例子我想告诉大家的是，如何能让身体对病因作出顺证的反应，证顺则易疗，这是本书复气论研究的问题。

3. 慢性荨麻疹案

(1) 慢性荨麻疹十年案

孟某　男　40岁　2005年7月12日

周身反复出现风团十余年，加重半年。每天从半夜开始自臀股部发红色风团，进而遍及周身。背部见大量毛囊炎。食冷物则腹泄。舌淡。

复气辨证：食冷物则腹泻，可知此人第二系统中气虚弱，第一系统下焦虚寒；夜发红色风团，可知邪在阴血之分；中气虚弱则无力托邪，致使阴分之邪不能清透。

柴胡15g，桂枝6g，黄芩15g，法夏12g，炒白术15g，炮姜10g，肉桂（后下）6g，紫石英（先煎）25g，丹皮参（各）10g，生牡蛎（先煎）20g。3剂。

方药释义：这仍是调机复气汤法。此处可从阴阳两路理解；方用桂枝、半夏、白术、炮姜、肉桂、紫石英调立中气；柴胡、黄芩、丹皮参、牡蛎治阴气散血热。

患者服一次药后周身风团大作，大惊，急来咨询何故。脉较之前有胃气，告知此乃佳象，继服勿怕。

二诊（7月16日）：荨麻疹仍发，唯发作较前轻。仍腹泻，此腹泻仍是下焦寒，兼有祛邪之意。脉弦。

露蜂房12g，蝉衣10g，桑白皮10g，茯苓皮10g，小茴香10g，橘核10g，葛根15g，荆防风（各）10g，青蒿10g，青葙子10g，白芍10g，天仙藤10g。3剂。

方药释义：蜂房、蝉衣、桑白皮、茯苓皮、葛根、荆芥、防风从腠理皮部散邪；青蒿、青葙子、白芍、天仙藤清营血；小茴香、橘核温理下焦。

按：露蜂房、蝉衣、桑白皮、茯苓皮、小茴香、橘核这几个药对得之周云龙老先生，作为皮科从表部散邪用药，如是证用之效甚好。

三诊（7月19日）：前药一服后痒即止，风团亦未再发作，腹泻亦止。诊得脉仍弦但较前有柔意，是下寒好转。

原方加白术10g，再加3剂巩固，药后病愈。

（2）慢性荨麻疹夏发冬愈案

唐某　男　11岁　2005年7月30日

患荨麻疹夏发冬愈，病程2~3年，诊得脉浮弦。

复气辨证：脉浮弦是邪在表，运中气以散之。邪虽在而气邪在表，调和营卫即可。

柴胡12g，炒白术12g，广藿香6g，露蜂房6g，蝉衣6g，桑白皮10g，茯苓皮10g，青葙子10g，丹皮6g，白芍3g，泽泻6g，黄芩6g。5剂。

方药释义：柴胡、白术、藿香调运中气；蜂房、蝉衣、桑白皮、茯苓皮、青葙子从表散邪；丹皮、白芍、泽泻、黄芩清营热。

2006年6月16日以他病来诊，告知服前药后皮损至今未发。

临证诀窍：人体的发病规律中存在有这样一种规律，中邪一定是逢气之虚，但中邪不一定即刻发病，必至气之盛，邪正相激而后病大作。此病夏发冬愈是很有特点的，夏日人气在外，冬日人气在里，夏发冬愈是邪在表，所以患者的脉也表现为浮弦。冬愈是假愈，邪未逢当令人气的缘故。

（3）胃型荨麻疹

张某　女　38岁　2006年8月31日

每发荨麻疹，必是胃中先莫名难受数日，随后皮肤再起风团，遍及周身，病已5~6年，屡治屡发。近来食肉则呕。

诊得神紧，舌苔干薄色白，右寸芤、右关滑。

复气辨证： 寸芤是肺气大伤，关滑是中气失和、伤食之象。肺脉起中焦，土厚则金旺。从本而治法当调复中气。

苏藿梗（各）10g，法半夏10g，云苓15g，青陈皮（各）6g，炒白术10g，炒白芍12g，上川朴6g，枳壳实（各）6g，生牡蛎（先煎）20g，马齿苋10g，蒲公英10g，鸡内金12g，焦三仙（各）10g。5剂。

药后随访至今，皮疹未再发生。

按： 这个方子是我早年在无锡中医院实习时内科带教老师孙阳主任中医师的经验方，孙老师用此方调和中焦得心应手，疗效甚好。

4. 狐惑病案

(1) 狐惑病（白塞氏征）、高血压病

余某 女 77岁 2006年6月12日

此病甚怪！病发时每次必是双脚心先痒甚，随后外阴瘙痒，继而口腔满布溃疡。头痛、头晕，白睛常溢血，大便硬如羊屎。自云病起于二十余年前，因阴痒医生配以外用PP粉后。若食肉、鱼、生姜等发物亦必致口腔溃疡发作，故常年只吃青菜、豆腐。腰痛，双腿常发麻，入夜则双腿抽筋痛甚，腰部曾为重物压伤。现服兰迪、维生素C、维生素K_4、奈普生等治疗。诊得舌光红龟裂，上有不均匀的雪白浮腻苔。右关独大。

复气辨证： 疾作必从脚心上至口腔，是循少阴、厥阴之路，加之大便如球坚硬，白睛溢血，均是阴伤之甚，阴分伏热；右关独大是中气失守，代偿性虚亢。先为刺三阴交、阴陵泉、内关、太冲、足三里、上巨虚、照海、昆仑，调复足太阴、手足厥阴、足阳明、足太阳、足少阴经气。复宗甘草泻心汤配以养阴平肝之味治之。

生甘草10g，黄芩炭10g，黄连3g，半夏10g，干姜2g，麦冬12g，生地20g，白茅根20g，天花粉10g，升麻3g，白芍15g，黄柏6g，白夕利10g，葛根15g，天麻10g，佩兰10g，生牡蛎20g。2剂。

另用，苦参50g，花椒20g，地肤子20g，煎水洗脚

二诊（6月4日）：药后脚挛急止，外阴、脚心瘙痒止，口腔溃疡好转，腰痛好转，自觉腹变小，昨日腹泻1次（曾食大量苋菜），手微麻。右脉中取双出，左关大。

复气辨证：右脉中取双出分是脾经瘀血的典型脉象。为刺足三里、内关、光明、阴陵泉调复足阳明、手厥阴、足太阴、足少阳经气。

党参15g，苍白术（各）3g，苏木6g，桃仁10g，地鳖虫3g，红花3g，夏枯草15g，泽泻10g，玄参20g，火麻仁10g，玄明粉（冲服）10g。3剂。

方药释义：党参、苍术、白术建中气，苏木、桃仁、地鳖虫、红花、夏枯草、泽泻、玄参活血祛瘀；玄参、火麻仁、玄明粉通腑泄热导下。

临证诀窍：我从临床上观察，发现大凡阴分伏热的人总是有瘀血的。右关脉双出分，即中取侯之分为左右两股似有两条脉者是脾经瘀血的典型脉象，这是脉诊形上的一个奥秘，学者识之。患者药后诸症缓解至今。偶尔犯食生姜，或劳累后、感冒后口腔起小溃病，外用锡类散即愈。自云一包咸的白粉（元明粉）特别管用，服后至今大便不再硬如羊屎。

按：受此启发，以后用元明粉治便秘粪如羊屎者甚效，

远期疗效也甚好。

（2）狐惑病（白塞病）案

顾某　女　60岁　2007年4月25日

左手中指背生一毛囊炎三月。服过各种抗生素治疗无效。我一看是典型的皮肤阿弗它现象。第一印象这人是个白塞氏病。于是我就问患者：下阴部是否经常起溃疡？答：是。口腔是否经常有溃疡？答：是。眼睛是否常发红？答：是，眼眶常痛，怕光。是否经常心悸，失眠，容易上火？答：是。这几年身体是否经常关节酸痛，这儿不舒服那儿不适，这个科看到那个科，但谁也没帮你看好过？答：是！是！是！我今天简直是碰上神仙了，医生您说得句句不差，就这毛囊炎去年发作时，还为此住院了呢！最终也没有个结果，今年这处的毛囊炎都治了三个月还没好！我这些病都生了二三十年了！就是哪儿不好跑哪科。现在是浑身上下一点力气都没有，做顿饭都不行，而且火气特大，心里面火烧火燎的，莫名就要朝家人发火。诊得：面色如尘，青白中浮红黄，唇色深红，左寸关弦长，是外伤气机脉。

复气辨证：外伤气机、湿热为患。宣调气机清肃之。

柴胡10g，防风5g，赤芍10g，杏仁12g，淡竹叶20g，佛手12g，炒苡仁15g，生甘草6g，生地10g，连翘20g，生山栀10g，银花炭20g，丹皮20g，地骨皮15g，郁金10g，龙胆草8g，苦参5g，山慈菇5g。3剂。

方药释义：柴胡、防风、赤芍、杏仁、淡竹叶宣调气机；佛手、炒苡仁调治中气；余药清心肝火。

二诊（4月27日）：药后左手中指背毛囊炎即愈。浑身乏力，既往大便干结难解，服药后大便一日一次，甚舒畅。诊得：左寸大，右尺脉大、右关大。

复气辨证：外伤气机脉已解。左寸大是湿热尚留连营分，右关尺脉大是湿热内趋阳明之象。可顺势导下。

酒军10g，川朴10g，枳壳实（各）10g，炒苡仁10g，滑石（先煎）20g，凤尾草20g，虎杖20g，玄参20g，生地20g，丹参10g，朱茯苓10g，黄连10g，远志10g，龙胆草10g，香附10g，柴胡6g，生甘草10g，丹皮15g，甘中黄6g，泽泻6g。5剂。

方药释义：此方精意用小承气汤从腑导下湿热。

三诊（5月31日）：仍感乏力，腰酸，自觉感冒了。诊得脉势偏上。

复气辨证：脉势偏上是强攻之下正邪相拒，不易再攻，当调立中气以守之。

白术12g，党参10g，生芪10g，生甘草20g，防风5g，禹余粮（先煎）10g，生牡蛎30g，南沙参20g，黄芩10g，白及20g，生地25g，百合20g，薤白头10g，苏木20g，小青草30g，滑石（先煎）20g，生杜仲20g。3剂。

方药释义：方用白术、党参、黄芪、生甘草、防风、禹余粮守立第二系统中气；生牡蛎、百合、白及、薤白头、黄芩、苏木、生地、南沙参从第一系统上焦降气；生杜仲、小青草、滑石清湿热。

四诊（5月10日）：药后自觉火气已消，体力有所恢复，脚仍酸。自云30年前绝孕术后，甲肿腺处就起了肿块，兹后每年但凡服补药后人反而会觉没力气。这次吃了药觉得人变的有力气还是头一次。诊得左关大。

复气辨证：自觉火气内消、体力渐复是元气调复的表现，下肢酸还是湿气流注于下。仍守中气治之。

生白术25g，党参30g，山海螺20g，防风10g，泽泻

20g，炒苡仁 20g，泽兰 20g，车前草 20g，丹参 10g，丹皮 20g，元胡 25g，全瓜蒌 20g。3 剂。

按：药后诸症消失，体力恢复，一如常人。数月后生气发大火，又吃一顿韭菜馄饨后，自觉又上火，口腔出现小溃疡，仍以前养阴清热、和营化湿、调畅气机之法治之则愈。嘱其兹后勿食发物，病情至今稳定。

5. 红斑狼疮身痛案

李某　女　47 岁　1 月 5 日

素有红斑狼疮，近日面部、背部皮损加剧，望之是典型之蝶形红斑。口干，周身关节痛甚。自行停服强的松、补达秀已一月余。脉弦紧，舌质深红、苔白腻。

复气辨证：周身关节痛甚，脉弦紧是外感风寒，经气阻滞较甚。红斑狼疮的病位较深，可伤到第三系统。用补托法，调立中气，补肾气以行经解表。

龙骨（先煎）30g，五味子 10g，生白术 20g，苍术 10g，法夏 10g，胆南星 10g，泽泻 10g，粉萆薢 20g，刘寄奴 20g，巴戟天 30g，羌活 15g，独活 10g，决明子 20g。3 剂。

方药释义：龙骨、五味子收敛神气；二术、法夏、胆南星、泽泻、粉萆薢、刘寄奴调立中气，化湿通经络；巴戟天、羌活、独活补肾散寒止痛；决明子通腑调肝气。

二诊（1 月 8 日）：药后矢气频作，疼痛即止。特别是服第 3 剂药后，所下大便酸臭异常。既效，仍宗前法。

生龙骨（先煎）15g，生牡蛎（先煎）10g，羌独活（各）5g，荷叶 10g，防风 5g，炒苡仁 10g，山药 20g，干蟾皮 5g，车前草 10g，枸杞子 20g，桑寄生 20g，女贞子 20g，泽泻 5g，夏枯草 15g，柴胡 5g，平地木 15g，粉萆薢 10g，枳椇子 20g，五灵脂10g，制乳没（各）2g。5剂。

药后症情稳定。

临证诀窍：调立中气，运肾气解表是复气疗法的一大特色，甚者通时行滑湿通络之法助经气流转，其效更宏。

6. 带状疱疹案

(1) 大面积出血型带状疱疹案

李某　男　25岁　2003年9月5日

左腰部至左脚跟部大面积出血型带状疱疹，痛痒难耐，不口渴。诊得脉浮弦，沉取洪，左关弦，舌红、苔白腻。

复气辨证：病情较重，湿热为患，重剂夺之。

土茯苓60g，炒苡仁60g，全瓜蒌30g，七叶一枝花15g，滑石（先煎）60g，元胡15g，银花藤30g，鬼箭羽20g，薄荷（后下）6g。2剂。

方药释义：土茯苓、炒苡仁、滑石重剂除湿；全瓜蒌、薄荷、银花藤、鬼箭羽调气通络解毒；元胡通络止痛。嘱患者每隔四小时服一次。

二诊（9月7日）：药后得显效，大便稀6~7次/日，诸症大减，皮损大面积吸收。诊得左尺滑、左关大。原方续进2剂，痊愈。

按：对于出血型的带状疱疹，这个治愈速度是非常之快的。之后我用此方治带状疱疹属湿热为患者，疗效都非常好，2~3剂就可收功。后来逐渐领悟到，此方得效的关键是土茯苓、苡仁要重用。

(2) 带状疱疹后遗神经痛案

赵某　女　72岁　2006年12月29日

带状疱疹愈后两周，后遗神经痛。现左腰腹部痛甚，不能着衣。舌红苔薄腻，脉弦紧。

复气辨证：弦紧一是阴虚、一是疼痛后神紧之故，弦紧是肝脉，拟从肝治，先重镇以缓其痛。薄腻苔是气分中之湿盛。

代赫石（先煎）40g，制草乌（先煎）2g，元胡15g，钩藤10g，茯苓神（各）20g，泽泻10g，天仙藤10g，炒苡仁20g。5剂。

方药释义：代赫石、制草乌、元胡、钩藤镇痛，茯苓神、泽泻、天仙藤、炒苡仁化湿通络。

二诊（2007年1月8日）：神经痛好转，局部麻木不仁，脉微弦。调气养之。

半夏10g，柴胡10g，荷叶10g，五灵脂10g，枸杞子20g，香附10g，乌药6g，莱菔子10g，女贞子20g，龙骨（先煎）20g，绿萼梅6g。5剂。

方药释义：调养中气通络之方。

三诊（2007年3月23日）：服药后，疼痛好转，痛能忍，麻木稍好转。但总觉患处痛麻不适，又思求诊。乃嘱患者此症神经受损，年高者一时不易恢复，需耐心服药。诊得：舌胖红黏滞，脉沉，左关弦。仍从肝治。

当归20g，白芍20g，川芎10g，石决明（先煎）30g，枸杞子30g，五味子10g，鬼箭羽20g，青风藤20g，元胡15g，柴胡5g。5剂。

方药释义：养血柔肝之方。

四诊（4月2日）：局部仍有酸痛感，有时口苦。诊得左右关大。据脉当兼调中焦。

半夏5g，白术10g，天麻10g，荷叶10g，龙骨（先煎）10g，生牡蛎（先煎）20g，元胡15g，车前草10g，蛇舌草

10g，丝瓜络 10g，首乌藤 20g，羌活 10g，白芍 10g，当归 10g，广木香 10g，菟丝子 20g，青风藤 10g。5 剂。

方药释义：调中养血通络之方。

五诊（4 月 16 日）：停药多日外加疲劳后，麻痛似加重，诊得左关弦紧，右关弦曲带钩。仍当调气。

党参 15g，吴茱萸 5g，玉竹 20g，陈皮 5g，香附 10g，郁金 12g，旋覆花 5g，七叶一枝花 10g，蜈蚣 2 条，生甘草 5g，玫瑰花 5g，绿萼梅 10g，生白芍 15g。5 剂。

药后疼痛即愈。

临证诀窍：这个患者初诊见效后并未及时复诊，延误了病情。观察到带状疱疹后遗神经痛者局部伤的是阴分，若要迅速止痛可以就局部状况进行复气治疗。

（3）带状疱疹后遗神经痛案

陈某　男　42 岁

左腰部带状疱疹愈后一周。现局部刺痒疼痛难忍。

复气辨证：局部阴伤，可养阴复气，清泻余邪。

生龙骨（先煎）20g，生牡蛎（先煎）20g，生甘草 5g，女贞子 20g，元胡 15g，陈皮 5g，泽泻 10g，泽漆 10g，浙贝 10g，吴茱萸 5g，红藤 10g。5 剂。

方药释义：龙骨、牡蛎安神以止痛；生甘草、女贞子、元胡养阴通络止痛；陈皮、泽泻、泽漆、浙贝、吴茱萸、红藤化湿通络止痛。药后疼痛消失，疾良愈。

（4）带状疱疹后遗神经痛案

楚某　男　77 岁　2007 年 2 月 8 日

带状疱疹后遗神经痛半月。现患处不能触衣，触之即刺痛，怕冷，晚上时有出汗。苔白厚，脉弱。

复气辨证：与上两个案例相比，这个病人的特点是除了疼痛以外全身状况比较明显。怕冷、晚上时有出汗、脉弱是高年气弱，苔白厚是湿重。故治疗从整体入手，调立中气，通络止痛祛邪。

白术10g，党参5g，荷叶10g，山药5g，法夏10g，炒苡仁15g，生山楂10g，青陈皮（各）10g，车前子10g，元胡20g，龙胆草5g，龙骨（先煎）20g，石决明（先煎）20g，羌活10g，独活5g。5剂。

方药释义：白术、党参、荷叶、山药、法夏、炒苡仁、生山楂、青陈皮、车前子调立中气，化湿通络止痛；羌活、独活散风祛湿，通络止痛；元胡止痛；石决明、龙胆草清湿热；龙骨安神止痛。

二诊（2007年2月13日）：药后疼痛明显好转，但停药几日后似有复发倾向。诊得舌苔已化，脉弦紧。通则不痛，运中气疏通之。

白术10g，女贞子20g，玉竹20g，荷叶10g，鬼箭羽20g，元胡5g，独活10g，羌活10g，车前草20g，徐长卿10g，马兜铃10g，山慈菇5g，茯苓神（各）10g，白及10g，川牛膝10g，制百部10g，龙胆草5g。3剂。

方药释义：调立中气、养阴通络同时进行之方。药后病愈。

临证诀窍：对于带状疱疹后遗神经痛一证，临床治疗上常法比较有难度，复气疗法治疗此证可以分为局部和整体两部分同时进行。目前观察到此证局部是阴伤，整体是湿滞。故治疗上可从调立中气入手化湿通络，运化整体气机与局部养阴通络止痛同时进行，疗效较好。

7. 周身毛囊炎服药后泻黑水案

赵某　35岁　2003年4月13日

患者系染整工人，四肢、胸背部、面部见大量暗褐色毛囊性丘疹，久治不愈。二便正常。诊得左尺略大。

复气辨证：诊得是邪在大肠，且偏于阴分，是以脉显左尺略大，清解为主。

生白术10g，生牡蛎（先煎）30g，天花粉20g，车前草20g，银花藤15g，紫花地丁30g，三七粉（冲服）10g。5剂。

方药释义：生白术、生牡蛎调建中气通腑；紫花地丁、天花粉、车前草、银花藤清热解毒；三七化瘀通络消结。

按：用三七治毛囊炎是学习了张锡纯先生的经验。患者服药后第二天即泻大量黑水多次，臭秽不堪；近而隔天泻一次黑水，以后大便性质渐稠渐黄，最后排出正常黄软大便。兹后自觉一身轻松，特舒服。毛囊炎基本痊愈，遗留部分细瘢、色素沉着，自云人亦变瘦。

临证诀窍：周身泛发性的毛囊炎通常认为是免疫失调引起的，很难治。从此例治验来看，可能有时这个毛囊炎是反应性的。这个病人奇在平时大便居然是很正常的，但服药后竟然泻下大量黑臭水，黑臭粪水泄净后大便又恢复正常，可见这大量的黑臭水正是病根所在。此类病人径用下法亦当有效。

8. 痤疮案

李某　女　24岁

痤疮2月，喜吃辣，大便时干，白带色黄，舌苔花剥、舌根腻。

复气辨证：湿热在阳明，调运中气清泻之。

焦白术12g，茯苓20g，生牡蛎（先煎）30g，酒军6g，蒲公英20g，野菊花15g，金银花15g，黄柏20g，皂角刺10g，浙贝12g，丹参20g，麦冬20g。7剂。

方药释义：白术、茯苓、牡蛎、麦冬、酒军调运中气；蒲公英、野菊花、金银花、黄柏清热解毒燥湿；皂角刺、浙贝、丹参散结。药后诸症消失。

9. 酒渣鼻案

严某　女　49岁

患面部玫瑰痤疮多年。昨日曾胃痛。诊时闻得口气臭味，乃胃有积滞之故，从阳明实热治。玫瑰痤疮患者面部常潮红，正合阳明实热例。

生牡蛎（先煎）30g，枳实10g，黄连10g，石菖蒲10g，夏枯草30g，野菊花10g，生甘草10g，青葙子10g。5剂。

方药释义：方用牡蛎、枳实、黄连、石菖蒲泄阳明；夏枯草、野菊花、青葙子、生甘草清热散结。

2007年1月6日随访，前药服完后皮疹即消，现遇冷则鼻稍红而已。

10. 股骨头坏死致肌肤甲错案

徐某　女　44岁　2005年10月4日

两年前发现左股骨头坏死，现患肢疼痛肿胀，行走艰难，左半身冷，不出汗，少气乏力。查体：左下肢皮肤灰暗甲错，局部苔藓化明显，外观如老树皮样。胫前凹陷性水肿（++）。十指十趾甲增厚，呈灰指甲样改变。诊得左关独滑，右关略大，余脉弱，血压110/60mmHg。

复气辨证：血气内伤、湿热蕴结，是以左关独滑，以肝主气血故。右关大是中气受损。故治当运中气，填补气血，益肝肾，清湿热。

生麻黄2g，熟附子（先煎）10g，细辛6g，当归20g，川芎10g，赤白芍（各）10g，熟地10g，党参5g，黄芪30g，云苓20g，白术10g，红花10g，地鳖虫10g，龙胆草10g，柴胡10g，香附10g，骨碎补10g，丹参15g，生苡仁15g，桑寄生10g，仙灵脾15g，杜仲10g。10剂。

方药释义：方用麻黄附子细辛汤调经，八珍汤补益气血；余药补肝肾清湿热。

二诊（10月20日）：他人代诊。云始服药则头晕，继服头晕消失，药后腿已不痛。原方加自然铜（先煎）20g，苏木10g，桑寄生5g，党参15g，减龙胆草4g，再进10剂。

三诊（11月18日）：代诉，腿不痛，体力有复，已能操持轻家务，大便干。原方加杏仁10g，郁李仁10g，威灵仙10g，虎杖20g，伸筋草10g，川朴5g。10剂。

7月9日来院复诊，左下肢皮肤已完全恢复正常，患肢无不适，谈笑风生，自云已能在家操持一般家务活。奇怪的是，灰指甲亦自上次服药后渐渐完好如初。

11. 舌痛案

袁某　女　62岁　6月9日

镜面舌、龟裂疼痛多年。中西药杂治已一年多，无效。夜有干痰黏喉，不口渴，脉弦细。观所服中药方皆是重剂养阴生津清热辈，此等处方不通阴阳脏腑，不知牝牡相成，了无生意，不能见效！

复气辨证：镜面龟裂舌阴伤是肯定的，关键是如何治疗才能恢复这个阴气。复气疗法是从调立中气入手，令寒热相承，调土木以顺春生之气，阳生则阴长。

春柴胡5g，法夏10g，荷叶5g，鸡内金10g，党参15g，麦门冬10g，南沙参15g，北沙参15g。5剂。

方药释义：方用柴胡、法夏、荷叶、鸡内金调立中气；党参、麦冬、南北沙参益气养阴。

二诊（7月2日）：药后舌根开始有舌苔生长，舌痛缓解。最近发火劳累后舌痛又作。诊得舌中有薄白苔，舌前仍无苔，裂皱多，左寸、尺动。

复气辨证：前用立中气法而舌苔复长，舌痛缓急。今因发火劳累后病重作，人发火则伤心动气，劳累则伤神摇本，是以左寸尺脉动不静，治当调复气机，安故根本。从中下焦入手调复第一系统气机，皆补肾气。

柴胡5g，桂枝5g，黄芩5g，法夏5g，陈皮5g，吴茱萸5g，生甘草5g，生龙骨（先煎）20g，山萸肉20g，橹豆衣10g，肉桂（后下）5g，黄柏2g，绿豆衣15g，蛇舌草10g。5剂。

方药释义：柴胡、桂枝、黄芩、法夏、陈皮、吴茱萸、生甘草、生龙骨调复气机；肉桂、黄柏交通心肾；山萸肉、橹豆衣安补肾气；绿豆衣、蛇舌草透热。

药后诸症缓解。

12. 糖尿病后周身皮肤疼痛案

汤某　女　45岁　2007年3月17日

周身皮肤疼痛一月，腰痛。患者有糖尿病十余年，近两年来一直注射诺和灵30R治疗。血糖时有波动。望之精神亢奋，形弱气短，两颧戴阳，上眼睑水肿，肩背腰处皮肤摸之韧，下肢前胫轻度水肿。

复气辨证：元气浮越、阳虚水泛之象。急当收摄神气，温阳利水，当从固护中气入手。

生龙齿（先煎）10g，生牡蛎（先煎）10g，生白术40g，荷叶10g，生麻黄5g，细辛5g，熟附片（先煎）10g，茯苓20g，炒苡仁20g，陈皮20g，蛇舌草10g。2剂。

方药释义：龙骨、牡蛎收敛神气；白术、荷叶、茯苓、苡仁、陈皮调立中气以治水；麻黄附子细辛汤温阳化气；蛇舌草清热利水反佐。

二诊（3月20日）：自云前药一服后周身疼痛即愈，昼夜大量小便。用患者的话来说是大量小便后整个人瘪了。现右侧偏头痛，眼睑酸重。查肩背腰部皮肤出现皱褶。

复气辨证：疼痛消失、小便增多是气化已行，右侧偏头痛是有风气。运中气以散之。

法夏20g，生白术15g，天麻15g，荷叶20g，白芷15g，防风10g，荆芥10g，黑芝麻25g，紫背浮萍20g。2剂。

三诊（3月22日）：药后眼睑水肿消退，白带增多，两腰酸甚，周身肌肉微痛。诊得舌苔黄腻厚，右寸大。

复气辨证：白带增多、两腰酸甚是肾气虚之本证，阳气已来复，仍调运中气扶助之。

厚朴15g，枳壳10g，苍术20g，白术20g，白芷20g，防风20g，杜仲20g，怀牛膝20g，羌活10g，粉萆薢30g，川楝子10g，炒苡仁30g，茯神20g，连翘20g。3剂。

药后诸症缓解。

临证诀窍：调立中气即是固护后天元气，扶土可以治水。

13. 松毛虫皮炎案

陶某 男 45岁

在老家山上晒收干松枝后即从头部、手部开始发疹，先是瘙痒，继而从痒处渗出大量黄色黏稠滋水，瘙痒疼痛不堪。已治疗十余天，不效。现病人理了一个光头，满头用卫生纸厚围着，再戴一帽子，以求吸收滋水。但仍有大量黄厚黏稠分泌物从帽下流出，患者不停地在用卫生纸擦。面部浮肿，前额、后项、眼睑部位在大量渗出黄色黏液。舌红苔黄腻，脉洪。

复气辨证：这是一个湿热证，尚未伤正。祛邪为主，拟以清热燥湿之剂。

土茯苓60g，炒苡仁60g，七叶一枝花15g，银花藤20g，白僵蚕10g，蝉衣10g。

另辅以西药依巴斯汀10mg，一日一次，抗过敏、止痒；地塞米松片1.5mg，一日三次，消炎止痒，抗过敏抗渗出。

3剂后复诊，治疗收效迅速。渗出已停止，皮损结痂，基本无痒痛。令停服中药，依巴斯汀原剂量继用两日，良愈。

按：此方即前面介绍治疗湿热型带状疱疹的经验方。实践下来重用土茯苓、炒苡仁治湿热之效甚佳。湿热型的皮肤病用之均可！

十四、中药毒的复气治疗

药毒的治疗一则靠特效解毒药，若没有特效解毒药则可以靠辨证论治这个法宝。正确的辨证论治常能取得迅速疗效，这是中医的魅力所在。

1. 服氧氟沙星（721）后致周身关节热痛案

严某　女　42岁　2005年5月29日

患者因尿路感染服氧氟沙星（721）片治疗，每次两片，一日2次，服药一天后先是左跟腱疼痛，进而周身大小关节内灼热疼痛。现行走困难，关节灼痛，尤以两膝关节内及颈椎部灼痛为甚。膝关节外观略肿，皮肤颜色鲜红，边界不清，扪之烫手。自觉口内光滑发烫，舌红少苔，左脉沉实，右关实，余脉弱。

复气辨证：从外症分析，关节为经气聚合之地，现在一派阴伤火燎之象，急当通络泻火，济阴助气。从内系统分析，左脉沉实是邪聚肾腑，右关实是邪聚胃腑，治当通腑利水。

银花藤30g，海金沙藤30g，青风藤10g，海桐皮10g，生芪15g，防己10g，生苡仁30g，生甘草12g，络石藤10g，竹茹15g，枳实10g，生地35g，滑石（先煎）20g。2剂。

方药释义：银花藤、海金沙藤、青风藤、海桐皮、滑石、防己通络利水泻火；生黄芪、生甘草、竹茹、枳实、生地、滑石济阴助气通腑。

二诊（5月31日）：药后诸证缓解。现热痛已除，胃口好，舌红已退，胃脉实，上方加酒军6g，秦艽10g。2剂。疏通腑道。

三诊（6月3日）：患者食鲫鱼、虾、大量黄鱼、生菜后，膝关节内疼痛又发作，但较之前轻微。不口渴，双关实，血压120/85mmHg。双关实是气阻中焦之象，开泄之！

石菖蒲10g，竹茹10g，丝瓜络10g，荷叶10g，郁金10g，鸡血藤20g，威灵仙12g，徐长卿12g，刘寄奴12g。2剂。

按：热痛虽在膝关节，但脉象显示气阻滞在中焦，复气疗法随气之所在而调，故所用之物均是调中流动之品。

四诊：药后痛止，有些口渴，自觉周身轻松，谓颈后右肩略痛。上方加木瓜10g，桑枝15g，生地10g。2剂。引经善后。

嘱其务必忌口，兹后病未再发。

临证诀窍：中医历来讲究忌口是很有道理的。因为食物也有药性，再平淡的食物也有对应个体的强烈药性。如果把食物看作药物的话，它的用量是偏大的。作为中药，一般煎服的常用量也就10g～30g左右，研末吞服的量一般也就3g的样子，但食物一般一口吃下去就不止这么多，所以很多人觉得吃东西引发某疾病的速度比吃药物治疗此种疾病来得快。所以，忌口作为经验之谈还是要重视的。像本例患者一开始的关节内的灼热痛胀是由药物引发的，但第二次复发症状虽类似却是由食物引起的。

2. 卡马西平致荨麻疹案

缪某　男　30岁　2005年6月10日

因三叉神经痛服卡马西平七天后，半夜从臀部突起风团渐至周身，反复发作已两天。既往无过敏史，无荨麻疹病史。来诊当日已累计静注地塞米松 15mg，维生素 C3g，10%葡萄糖酸钙 30ml，50%葡萄糖 50ml，但乏效。现仍是风团遍身，瘙痒躁热，痛苦不堪。测体温 39.3℃，脉得左关大，舌红苔略腻。

复气辨证：血热，神气浮越，故左关大，以肝为气血之藏。病急，折腾了两天，神气已然乱作一团，当下势必先迅速拨乱反正，遂取三阴交、血海、合谷、孔最、曲池，理阴气透血热。布气扎针毕，患者即安静下来，随之瘙痒渐止，风团开始消散，人已然熟睡，留针一小时。为制调气散血热、坚阴镇神之剂。

石决明（先煎）20g，生牡蛎（先煎）30g，荆防风（各）10g，冬桑叶 10g，白菊花 10g，钩藤 10g，川朴 10g，枳壳 10g，生地黄 15g，丹参 10g，白芍 15g，生草 10g，丹皮 10g。1 剂。

方药释义：石决明、生牡蛎镇静安神，坚阴清热；荆防风、冬桑叶、白菊花、钩藤、川朴、枳壳调气散血热；生地黄、丹参、白芍、生草、丹皮凉血养血。

二诊（6 月 11 日）：昨日自医院回家后甚安。至晚饭时腹部又开始作痒，稍稍搔抓后风团即又出现，遂自服酮替芬一片，西替利嗪一片，又马上煎服中药，服至二煎时诸药起效，皮损从大腿内侧开始隐退，整晚皮疹未作。但合眼即做恶梦，自觉躯干四肢被人痛打般疼痛。现周身未见风团，仍发热，体温 38.2℃，口干，脉浮略紧，左关较前小。

复气辨证：脉浮而略紧是经气宣而未达。仍用毫针为其开四关、平调复溜，以通达经气。拟辛凉发散、利湿通阳之剂。

生石膏（先煎）40g，柴胡12g，防风10g，玉竹12g，益母草10g，炒白芍10g，炒白术10g，连翘20g，川朴10g，云苓30g，蝉衣10g。2剂。

嘱药成后每隔三小时服一次，勿间断，直至烧退。命第2剂自加白人参10g，补气复卫。

三诊（6月12日）：昨日药后自觉上半身的毛孔被打开，尤其是服加人参的那剂药感觉最明显，自觉有两阵明显的潮热，随后汗出溱溱近半夜。现测体温36.8℃，舌根、舌中苔略黄腻，舌红已减，左脉已和，风团未见。嘱停药观察。

随访，荨麻疹未再发作，三叉神经痛亦未再发生。

3. 腊梅根急性中毒案

陈某　男　41岁

因脚酸服大量蜡梅根（随访时看其药锅药渣内估算至少有1斤以上），一天后觉周身乏力、肌肉酸痛，下肢无力，行走几近瘫痪，额面麻木进行性加重。既往有低钾血病史。急诊查 K^+ 4.31mmol/L，Cl^- 104mmol/L，Na^+ 143.5mmol/L。诊得双关滞，舌红苔腻。

复气辨证：从形证层看，患者当前是中焦为湿气阻滞，四肢失其所禀，故致瘫痪。

从复气疗法角度看，不论其何因所致，当迅速导引元气使其能达四末，当然解毒也是第一的。

生甘草20g，麝香0.3g，生芪20g，防己10g，茯苓皮20g，泽泻20g，滑石（先煎）20g，苍术15g，川朴10g，枳实10g，山萸肉20g，广藿香20g。1剂，急煎服。

方药释义：方用生甘草、麝香解药毒；山萸肉收气防脱；黄芪、苍术立中气；余药运中导湿通经络。

患者药后一小时许，面部知觉从上往下恢复，下肢即渐觉能使力，诸症迅速缓解。随访愈。

4. 过服通心络胶囊而心悸、气短、胸闷案

刘某 男 62岁 2004年10月25日

患者系体育教练，素来体格强壮。在北京时因偶有心悸就诊，一医令服通心络胶囊5盒治之。今药尚未服完，反觉胸闷、心悸频发，动则气喘，睡眠差，夜尿多，大便偏薄。诊得左寸独弱、左关大，右脉尚可。

复气辨证：胸闷、心悸，动则气喘，睡眠差，夜尿多，左寸独弱，左关大。脉证合参是通利过度、心气耗伤之象，为制养心复脉之剂。

生龙骨（先煎）30g，生牡蛎（先煎）30g，桂枝10g，白芍10g，炙甘草10g，生姜3片，大枣15枚，淮小麦20g，五味子6g，茯苓10g，茯神20g，黄连2g，川楝子10g，炒苡仁20g，炒山楂10g，生杜仲12g。5剂。

方药释义：这是桂枝加龙骨牡蛎汤和甘麦大枣汤的合用，养心复脉；余药安神通阳。

药后矢气频多，人觉安静、气沉，心悸胸闷感消失，睡眠好转，小便次数减少，大便无变化。

按：患者同时还配合着吃一个补心气的药。但一来可能通心络胶囊活血化瘀对心脏的选择性很强，二来可能当时这个患者心悸根本就不需服这个药。所以患者服药后损伤了心气，医患均当引以为戒。

5. 伤食胃痛，植物——日光性皮炎案

冯某　女　63 岁　2005 年 3 月 15 日

昨日多食芹菜，复暴晒阳光。伤于食，故平躺则胃痛；植物日光性皮炎，故太阳晒后颜面肿胀，眼睑尤甚。近日脊尾部疼痛但不剧。有糖尿病史，今测 FPG 9.7mmol/L，舌苔糙白。

复气辨证：血份蕴热、气滞中脘之证。命减食避光，拟调中凉血之剂以希中病。

苏霍梗（各）10g，法夏 10g，云苓 20g，青陈皮（各）6g，广木香 3g，川朴 6g，焦山楂 10g，谷麦芽（各）10g，威灵仙 12g，炒白术 6g，竹茹 10g，炒白芍 10g，代赭石（先煎）12g，生牡蛎（先煎）12g，广地龙 12g。5 剂。

方药释义：苏霍梗、法夏、云苓、青陈皮、广木香、川朴、焦山楂、谷麦芽、威灵仙、炒白术、竹茹调和中气，消食消肿；炒白芍、代赭石、生牡蛎、广地龙坚阴凉血。药后皮炎、胃病皆愈。

病症索引

七 画

八 画

九 画

十 画

十一画

十二画

十三画

十四画

十五画

十六画